U0350036

Chinesisches Gesundheits-Qigong

TAIJI-FITNESSSTAB
Taiji Yangsheng Zhang

Zusammengestellt vom Zentrum
für Gesundheits-Qigong
des Nationalen Hauptsportamtes

Verlag für fremdsprachige Literatur Beijing

Erste Auflage 2012

Deutsche Übersetzung: Burkhard Risse
Redaktion der deutschen Ausgabe: Ren Shuyin

ISBN 978-7-119-07886-1

© Verlag für fremdsprachige Literatur GmbH, 2012
Herausgeber: Verlag für fremdsprachige Literatur GmbH
Baiwanzhuang Dajie 24, 100037 Beijing, China
Hompage: www.flp.com.cn

Vertrieb: Chinesische Internationale Buchhandelsgesellschaft
Chegongzhuang Xilu 35, 100044 Beijing, China

Vertrieb für Europa: CBT China Book Trading GmbH
Max-Planck-Str. 6A
D-63322 Rödermark, Deutschland
Homepage: www.cbt-chinabook.de
E-Mail: post@cbt-chinabook.de

Druck und Verlag in der Volksrepublik China

INHALT

KAPITEL I
DIE ENTSTEHUNG

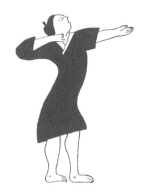

Stäbe oder Stöcke gehören zu den frühesten Werkzeugen der Menschheit. In der traditionellen chinesischen Gesundheitspflege hat der Stab als Gerät für Leibesübungen eine sehr lange Geschichte. Die frühesten bekannten historischen Aufzeichnungen fand man auf dem „Daoyin-Schaubild" (daoyin sind Bewegungsübungen mit bewusster Atmung, Vorstellung und Selbstmassage) im Grab des Mawangdui aus der Han-Dynastie (206 v. Chr.–220 n. Chr.) in Changsha (Provinz Hunan). Darauf sind zwei Abbildungen von Personen, die mit einem langen Stab in der Hand verschiedene Haltungen einnehmen (Abb. 1 u. 2). Dies ist das früheste derzeit bekannte Dokument zu Leibesübungen mit an einem Stab ausgerichteten Bewegungen.

Vom primitivsten „Tanz" der Urzeit zur Stärkung und Krankheitsabwehr bis zu *daoyin, xingqi* (Leitung des Qi) und anderen Methoden des Gesundheits-Qigong dient der „Stab" zur Führung der Glieder.

Zur Zeit der Streitenden Reiche schrieb Zhuangzi:

Ein- und Ausatmen, Altes abstoßen und Neues aufnehmen, einen

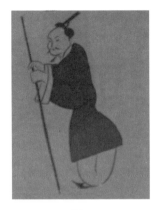 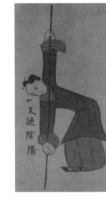

Abb. 1   Abb. 2

kletternden Bären und einen Vogel, der die Flügel spannt, imitieren,
um das Leben zu verlängern.

So wurden im „Zhuangzi" die Kunst des *daoyin* und des *xingqi*
miteinander kombiniert.

Im Kapitel „Einfache Fragen" vom „Klassiker des Gelben Kaisers zur
Inneren Medizin" heißt es:

Wegen ihres milden Klimas bietet die Natur der zentralchine-
sischen Ebene alles. Die Lebensmittel dort sind vielfältig und das
Leben behaglich. Dementsprechend sind die Menschen krankheits-
anfällig und wetterfühlig. Daoyin und Anqiao (Selbstmassage) sind
eine gute Therapie dafür.

Zahlreiche historische Aufzeichnungen und die Verwendung des
Stabs im „Daoyin-Schaubild" weisen klar auf die Verbindung und
gegenseitige Beeinflussung des antiken Gesundheits-Qigong und
verschiedener anderer Trainingsmethoden hin. Auf dieser wichtigen
theoretischen Grundlage entdecken und übernehmen wir einerseits

alte und schaffen andererseits auch neue Methoden des Gesundheits-Qigong. Vom „Daoyin-Schaubild" bis zum „Taiji-Stock" und anderen modernen Trainingsmethoden können wir sehen, dass der Einsatz des Stabs im Fitnesstraining eine lange Geschichte hat und bis heute andauert.

Auf Grundlage der im „Daoyin-Schaubild" gezeigten Bewegungen mit dem Stab dienen dem vorliegenden Buch die in historischen Dokumenten dargestellten Bewegungsprinzipien des *daoyin, tuna* (Atemübungen) und *xingqi* als Leitfaden. Das vorliegende Buch profitiert auch vom Erfolg des Taiji-Stocks und anderer traditioneller Trainingsmethoden.

KAPITEL II
MERKMALE

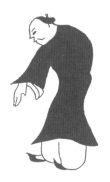

Gesundheits-Qigong mit dem Taiji-Fitnessstab ist im Rahmen des traditionellen kulturellen Konzeptes von Taiji, der Harmonie von Ying und Yang und der Einheit von Himmel und Mensch zu verstehen. Die Bewegungen sind sanft und langsam, leicht erlern- und ausführbar. Im Folgenden sollen die Merkmale dieses Qigong-Ansatzes dargestellt werden.

Daoyin mit dem Stab, Einheit von Form und Geist

Form bezieht sich auf den sichtbaren Körper und umfasst Haut, Muskeln, Knochen und Sehnen, Arterien und Venen sowie die inneren Organe. Sie ist die äußere Hülle der Lebensabläufe des menschlichen Körpers. Geist bezieht sich auf die mentalen Abläufe und umfasst u.a. Gedanken und Vorstellungen. Er ist das innere Kontrollzentrum der Lebensabläufe des menschlichen Körpers.

Äußeres bezieht sich nicht nur auf die Körperform, Haltung und Bewegungen der Gliedmaßen, sondern auch auf die Handhabung, Haltung und Führung des Stabs und alle äußeren Ausdrucksformen.

Inneres bezieht sich auf Atmung, Gedanken, Energie, die Welt unserer Vorstellungen und alle inneren Abläufe.

Das Trainingskonzept von Gesundheits-Qigong mit dem Taiji-Fitnessstab beruht auf der Führung durch den Stab, der Leitung des Qi und der Kultivierung des Geistes, gefolgt von der Form. Bei jeder Bewegung und jedem Halt, jedem Öffnen und Schließen, Beugen und Strecken, Vor und Zurück gilt: Bewegt sich der Stab, steigt Qi auf; hält der Stab an einem Punkt, fließt auch das Qi dorthin. Ob uns der Stab nach oben oder unten, nach links oder rechts, nach vorn oder hinten leitet – in jede Richtung gilt: Wir sind ruhig und vertieft, die Vorstellung geht dem Qi voraus, Form und Geist sind vereint.

Die Hüfte als Achse – Harmonie von Körper und Trainingsgerät

Das Bewegungsrepertoire des Gesundheits-Qigong mit dem Taiji-Fitnessstab umfasst die Spiraldrehung, Drehen, Beugen, Strecken und alle Bewegungen aus der Hüfte. Die Bewegungen der Wirbelsäule folgen dabei denen der Hüfte.

Beim Gesundheits-Qigong mit dem Taiji-Fitnessstab müssen Hüfte und Schenkel locker, der Torso aufrecht und entspannt sein. Die Hüfte muss locker und biegsam sein; ihr Kreisen, ihre leichten und starken Impulse setzen sich im ganzen Körper fort. So bildet der ganze Körper eine harmonische Einheit mit dem Trainingsgerät. Beim Heben des Stabs senkt sich die Hüfte und das Qi sinkt zum Dantian („Elixier-Feld", Speicher des Qi unter dem Bauchnabel). Senkt sich der Stab, strecken wir die Hüfte. Der Kopf wird mit lockerem Nacken gerade gehalten, damit der Baihui-Akupunkturpunkt nach oben zeigt. Wenn wir den Stab horizontal kreisen lassen, dreht sich die Hüfte wie ein

Mühlstein. Die Hüfte treibt den Körper an, der Körper die Arme. All dies illustriert die Funktion der Hüfte als Kontrollzentrum und Bewegungsachse.

Die Kombination von Stabführung und Massage

Der Stab lenkt nicht nur die Koordination von Körperbewegung und Atmung; darüber hinaus dient er zur Dehnung der Muskeln und Knochen sowie zur Massage der Akupunkturpunkte, Meridiane und inneren Organe.

Wenn wir mit dem Stab auch den Bauch und andere Körperregionen massieren, so werden Stabführung und Massage kombiniert und die beteiligten Organe stark stimuliert. So wird die gesundheitsfördernde Wirkung des Taiji-Fitnessstabs beim Gesundheits-Qigong erhöht.

Der Stab zieht Bögen und kreist in alle Richtungen

Der Stab muss immer in einem Bogen geführt werden; er eckt nie an. Der Stab kreist horizontal und vertikal, vor und zurück, rauf und runter, nach rechts und links.

Die Einheit von Händen und Stab

Der Stab ist eine Verlängerung der Arme und verschmilzt mit dem Praktizierenden zu einer Einheit. Die Einheit von Stab und Händen ist mit der Hüftachse verbunden und setzt den ganzen Körper in Bewegung. Der Stab zieht die Glieder und inneren Organe mit; das Innere und das Äußere verändern sich im Einklang miteinander.

Diese Übungsreihe kann man als Ganzes trainieren, aber auch einzelne oder mehrere Übungen daraus auswählen. Durch die stabgeleitete Bewegung der Glieder, vor allem das Rollen und Kreisen der Handgelenke, das Beugen und Strecken des Nackens und die Drehung der Wirbelsäule werden die Muskeln und Blutgefäße entspannt, die Durchblutung und der Fluss des Qi angeregt, das Yin und Yang des Körpers ins Gleichgewicht gebracht und so Fitness, Schönheit und Gesundheit erzielt.

KAPITEL III
DIE WICHTIGSTEN PUNKTE

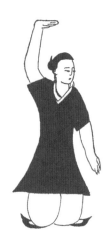

Beschreibung des Trainingsgeräts

Als Stab eignet sich etwa eine gerade, glatte Stange aus dem Holz der Weiß-Esche, Kiefernholz oder Bambus. Es können auch ein glücksbringendes Motiv oder Schriftzeichen zum Thema Fitness eingeschnitzt werden. Die Maße des Trainingsgeräts sollten der Körper- und Handgröße des Nutzers angepasst und seinem Gefühl entsprechend optimiert sein, von 105-125 cm Länge und 2,3-2,8 cm Durchmesser (Abb. 3-5; an beiden Enden des Stabs sind „glücksbringende Wolken" eingeschnitzt; das Motiv in der Mitte ist jeweils ein anderes).

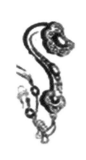

Abb. 3: Ruyi in Kiefernholz

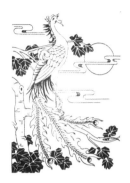

Abb. 4: Phönix in Kiefernholz

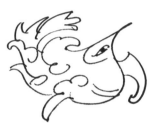

Abb. 5: Tianbao in Bambus

Grundlagen: Haltung der Hände und Bewegung des Stabs

Grundlagen der Handhaltung
Halten

Der gestreckte Zeigefinger drückt auf den Stab; die übrigen Finger umfassen den Stab natürlich (Abb. 6).

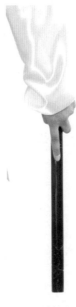

Abb. 6

Umfassen

Halten Sie den Stab in den hohlen Händen und drücken Sie die Daumen leicht auf das erste Glied der Zeigefinger (Abb. 7).

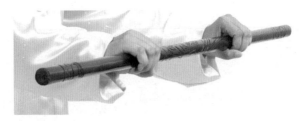

Abb. 7

Einklammern

Klemmen Sie den Stab bei natürlicher, entspannter Handhaltung gegen den Hegu-Akupunkturpunkt zwischen Daumen und Zeigefinger ein (Abb. 8-10).

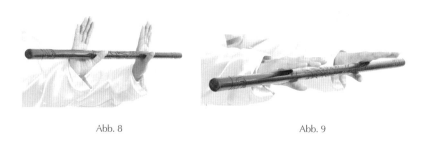

Abb. 8   Abb. 9

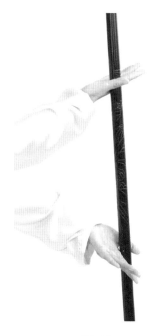

Abb. 10

Tragen

Die Hände sind natürlich entspannt. Tragen Sie den Stab auf den Handflächen (Abb. 11).

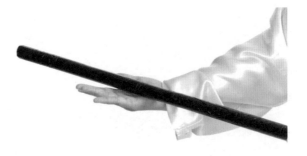

Abb. 11

Grundlagen der Bewegung des Stabs
Rollen

Umfassen Sie den Stab und beugen bzw. „rollen" Sie das Handgelenk nach innen (Abb. 12).

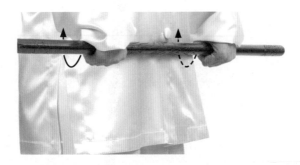

Abb. 12

Drehen

Umfassen Sie den Stab mit beiden Händen, drehen Sie einen Arm nach außen, bis die Handfläche nach oben zeigt und umklammern Sie den Stab. Die andere Hand passt sich auf natürliche Weise der Drehung des Stabs an (im Beispiel die linke Hand, Abb. 13 u. 14).

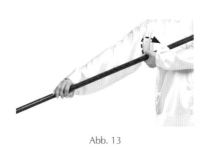 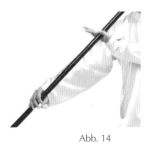

Abb. 13   Abb. 14

Kombiniertes Rollen und Drehen

Beide Handflächen zeigen nach oben; der Stab ist am Hegu-Akupunkturpunkt zwischen Daumen und Zeigefinger eingeklemmt. Das Handgelenk der inneren Hand dreht sich. Die Hand umfasst den Stab mit dem kleinen Finger beginnend und das Handgelenk wird nach innen gedreht. Beide Hände umfassen dann den Stab. Dabei dreht sich der Stab um mindestens 90 Grad (Abb. 15-17).

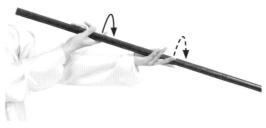

Abb. 15

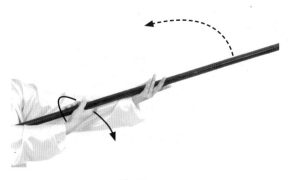

Abb. 16

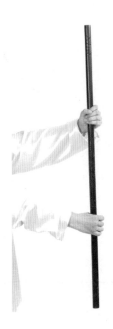

Abb. 17

Gleiten

Eine Hand umfasst den Stab fest, die andere gleitet am Stab entlang (im Beispiel die linke Hand, Abb. 18-21).

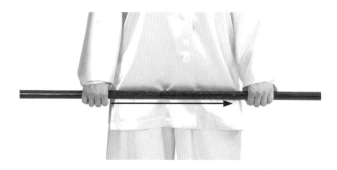

Abb. 18

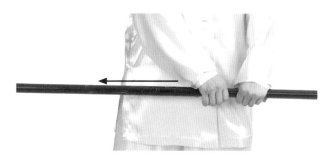

Abb. 19

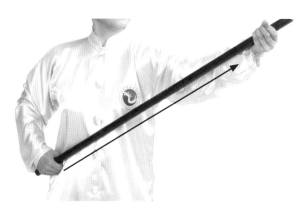

Abb. 20

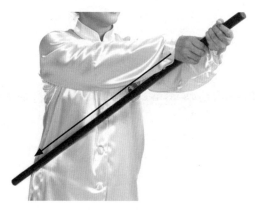

Abb. 21

Schwenken

Eine Hand umfasst das Stabende und kreist von außen in Körperrichtung nach oben, nach innen und nach unten, so dass die Handfläche am Schluss nach unten zeigt (im Beispiel die rechte Hand, Abb. 22 u. 23).

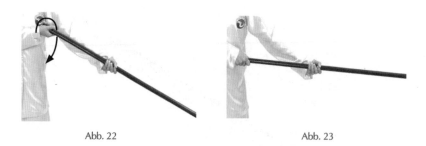

Abb. 22   Abb. 23

Massieren

Umfassen Sie den Stab mit beiden Händen, die Arme schulterbreit auseinander. Massieren Sie dann den Körper leicht mit dem Stab (im Beispiel Bauch- und vorderseitige Beinmassage, Abb. 24-26).

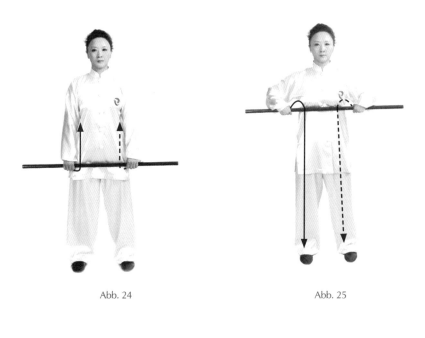

Abb. 24   Abb. 25

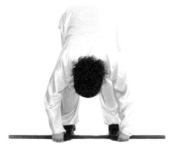

Abb. 26

Grundlagen der Beinstellung

Bogenschritt

Machen Sie einen Schritt vorwärts und beugen Sie das Bein. Knie und Zehenspitzen sind auf gleicher Höhe, die Zehen ganz leicht nach innen gekrümmt. Das andere Bein wird natürlich ausgestreckt und ruht auf der nach innen gedrehten Ferse. Die Füße stehen etwa schulterbreit auseinander (Abb. 27).

Hohe Hocke

Gehen Sie mit überkreuzten Beinen und gebeugten Knien in die Hocke. Das Kniegelenk des hinteren Beins drückt dabei leicht auf den Chengshan-Akupunkturpunkt des vorderen Beins (Abb. 28).

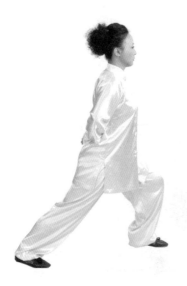

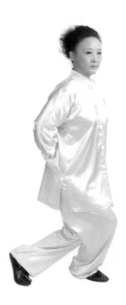

Abb. 27   Abb. 28

26

Niedrige Hocke

Gehen Sie mit überkreuzten Beinen und gebeugten Knien in die Hocke. Beugen Sie die Knie ganz in die Hocke und setzen Sie sich auf die Ferse des hinteren Fußes (Abb. 29).

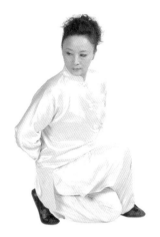

Abb. 29

Atmung und Vorstellung

Atmung

Anfänger können meist natürlich atmen. Bei Beherrschung der wichtigsten Bewegungen und mit Erhöhung des technischen Niveaus kann allmählich auf Bauchatmung umgestellt werden. Die Koordinierung von Bewegung und Atmung erfolgt im Prinzip nach folgenden Regeln: Bei Aufwärtsbewegungen einatmen – bei Abwärtsbewegungen ausatmen; bei öffnenden Bewegungen atmen wir ein – bei schließenden Bewegungen atmen wir aus; entfernt sich der Stab vom Körper, atmen wir ein – bei Annäherung atmen wir aus; rollen wir den Stab, atmen wir ein – halten wir ihn locker, atmen wir aus.

Gedanken und Vorstellung

Qigong mit dem Taiji-Fitnessstab ist wesentlich dadurch charakterisiert, dass die Gedanken der Form entspringen. Die Bewegungen rufen Veränderungen hervor; man wird trunken von der Schönheit der

27

Vorstellung, ja vergisst sogar sich und die Welt. So kann sich der Praktizierende in einem Zustand körperlicher und seelischer Entspannung auf die wesentlichen Punkte des Qigong konzentrieren. Allmählich verwirklicht er dann die Einheit von Gedanken, Qi und Form.

Basistraining

Übung 1: Rollen

Stehen Sie natürlich und halten Sie den Stab mit beiden Händen vor dem Bauch, die Hände etwa schulterbreit auseinander. Rollen Sie dann mit Ihren Handgelenken vorwärts (Abb. 30 u. 31).

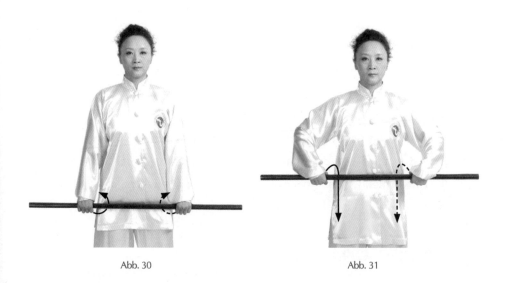

Abb. 30   Abb. 31

Übung 2: Drehen

Stehen Sie natürlich, umfassen Sie den Stab mit beiden Händen und halten Sie ihn vor dem Bauch, die Hände etwa schulterbreit auseinander. Ein Arm kreist nach außen, die Handfläche zeigt nach oben und der Stab wird am Akupunkturpunkt zwischen Daumen und Zeigefinger eingeklammert. Mit einem Kreisen des Arms nach innen wird der ursprüngliche Griff wieder hergestellt. Die andere Hand passt sich auf natürliche Weise dem Gleiten und der Drehung des Stabs an. Während der Übung können Sie den aktiven Arm wechseln (Abb. 32 u. 33).

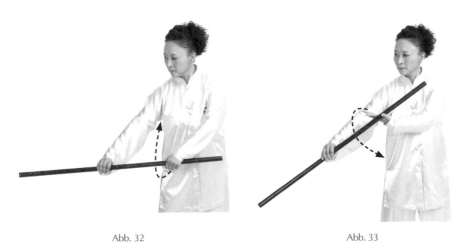

Abb. 32   Abb. 33

Übung 3: Gleiten

Stehen Sie natürlich und halten Sie den Stab mit der rechten Handfläche nach oben und der linken nach unten vor dem Bauch; der Abstand beider Hände ist etwa schulterbreit. Bringen Sie den Stab mit der rechten Hand oben und der linken Hand unten in die Senkrechte (Abb. 34 u. 35). Gleiten Sie dabei mit beiden Händen in umgekehrter

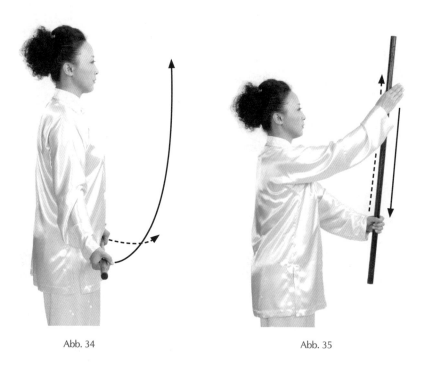

Abb. 34   Abb. 35

Richtung den Stab entlang und umfassen Sie ihn erneut. Vollenden
Sie die Drehung um 180 Grad und bringen Sie den Stab zurück in
die Ausgangsposition vor den Bauch. Die linke Handfläche zeigt am
Schluss nach oben, die rechte nach unten (Abb. 36 u. 37). Wechseln
Sie beim nächsten Durchgang die Richtung.

Übung 4: Kreisen und Bögen ziehen
Horizontales Kreisen
   Als Beispiel linksgerichtetes Kreisen. Die Füße stehen parallel
und etwa schulterbreit auseinander. Zu Beginn umfassen Sie den Stab.

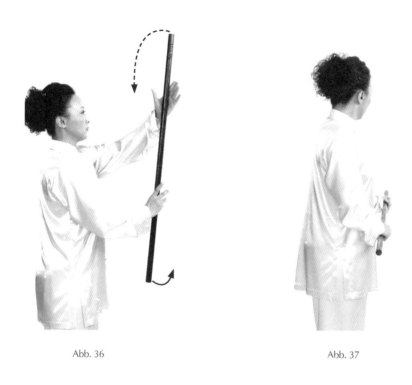

Abb. 36   Abb. 37

Gehen Sie dann halb in die Hocke und klemmen Sie dabei den Stab am Hegu-Akupunkturpunkt ein, die Finger gestreckt, mit den Hand- flächen nach unten. Drehen Sie die Hüfte von rechts nach links und kreisen Sie mit dem Stab vom Bauch nach vorn rechts, dann gegen den Uhrzeigersinn nach links (Abb. 38-40). Stehen Sie dann aufrecht, umfassen Sie den Stab erneut und rollen Sie ihn zum Bauch. Drehen Sie dann die Hüfte von links nach rechts oder in die Ausgangsposition zurück (Abb. 41). Sie können alternativ wiederholt in dieselbe Rich- tung kreisen oder die Richtung jedes Mal wechseln.

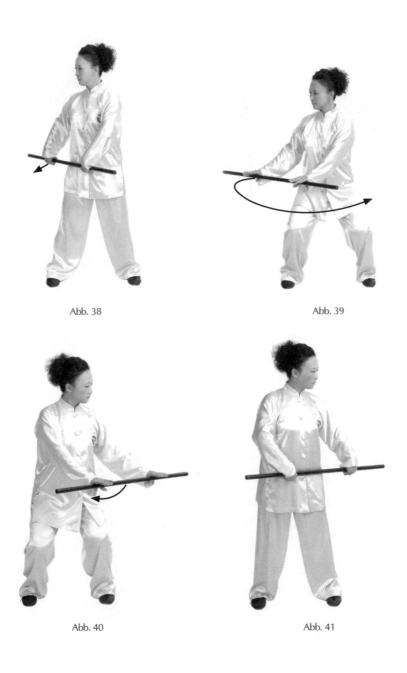

Abb. 38

Abb. 39

Abb. 40

Abb. 41

Vertikales Kreisen

Die Füße stehen hintereinander. Beugen Sie die Beine, so dass die Hüfte nach links und rechts schwingen kann. Umfassen Sie den Stab mit beiden Händen und ziehen Sie mit dem Stab vertikale Kreise beginnend auf einer Seite des Körpers: von unten nach hinten, nach oben und über den Kopf wieder nach vorn. Wiederholen Sie die Übung auf der anderen Körperseite (Abb. 42-45).

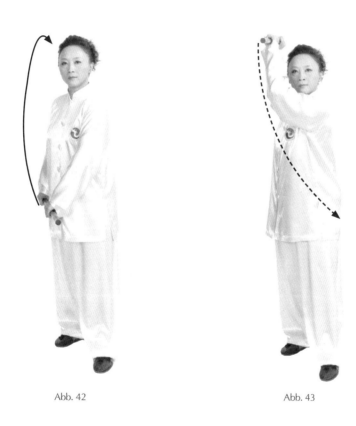

Abb. 42   Abb. 43

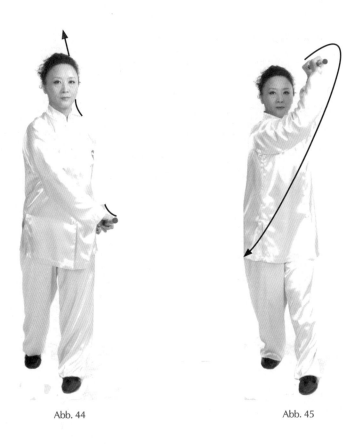

Abb. 44   Abb. 45

Als Beispiel vertikales Kreisen nach links. Die Füße stehen etwa schulterbreit auseinander. Halten Sie den Stab vor dem Bauch. Machen Sie von der unteren rechten Körperseite einen Bogen nach oben; ziehen Sie dann über den Kopf hinweg einen vertikalen Kreis nach links (Abb. 46-48). Sie können alternativ wiederholt in dieselbe Richtung kreisen oder die Richtung jedes Mal wechseln.

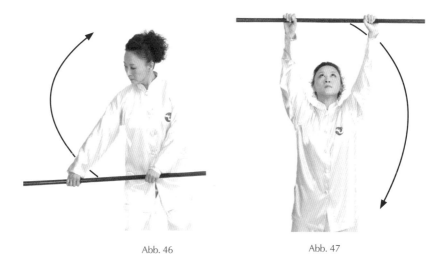

Abb. 46   Abb. 47

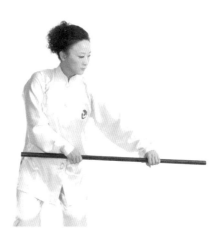

Abb. 48

Übung 5: Die Akupunkturpunkte massieren
Der Dazhui-Akupunkturpunkt

Stehen Sie aufrecht und halten Sie den Stab beidhändig auf den Schultern; rollen Sie ihn vom Dazhui-Akupunkturpunkt zum Yuzhen-Akupunkturpunkt den Nacken hinauf und wieder zurück (Abb. 49 u. 50).

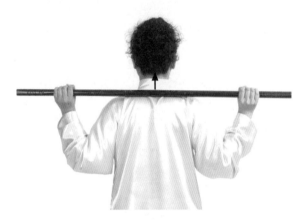

Abb. 49

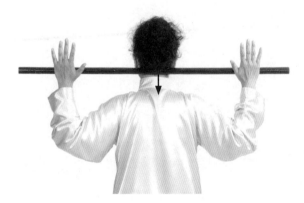

Abb. 50

Der Jianjing-Akupunkturpunkt

Stehen Sie aufrecht und halten Sie den Stab beidhändig auf den Schultern. Den Drehungen der Hüfte folgend können Sie mit dem Stab Druck auf den linken oder rechten Jianjing-Akupunkturpunkt ausüben.

Der Chengshan-Akupunkturpunkt

Hocken Sie sich mit überkreuzten Beinen und gebeugten Knien in die hohe Hocke und drücken Sie mit dem Knie des hinteren Beins auf den Chengshan-Akupunkturpunkt der vorderen Wade (Abb. 51 u. 52). Wechseln Sie dann die Beine.

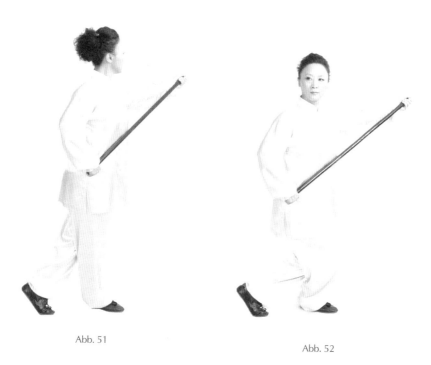

Abb. 51

Abb. 52

KAPITEL IV
BEWEGUNGEN

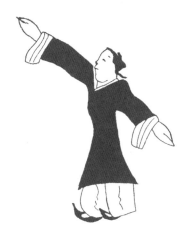

Namen der Bewegungen

Grundstellung

1. Figur: Der Bootsmann schwingt das Ruder

2. Figur: Das kleine Boot fährt langsam

3. Figur: Das Lotosblatt schwingt im Wind

4. Figur: Der Schiffer treidelt am Tau

5. Figur: Der Zauberstab befriedet das Meer

6. Figur: Der Golddrache wedelt mit dem Schwanz

7. Figur: Auf Schatzsuche ins Meer tauchen

8. Figur: Rückkehr des Qi zum Dantian

Endstellung

Techniken, Hinweise und Nutzen

Grundstellung

Techniken

1. Bewegung: Stehen Sie aufrecht, die Füße eng aneinander, den Rücken gerade. Der ganze Körper ist entspannt. Halten Sie den Stab mit der linken Hand ein Drittel seiner Länge vom unteren Ende entfernt. Die Arme hängen locker herunter. Schauen Sie geradeaus und sammeln Sie sich einen Moment lang (Abb. 53).

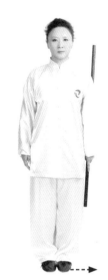

Abb. 53

2. Bewegung: Positionieren Sie Ihren linken Fuß etwa schulterbreit vom rechten Fuß entfernt; die Füße stehen parallel auf dem Boden. Heben Sie den Stab an seinem unteren Ende mit der linken Hand nach innen. Die rechte Hand ergreift den Stab vor dem Bauch und die linke Hand lässt den Stab gleiten. Halten Sie den Stab dann waagerecht mit etwa schulterbreit voneinander entfernten Händen und richten Sie Ihren Blick nach vorn (Abb. 54).

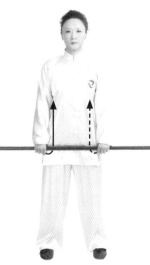

Abb. 54

41

3. Bewegung: Rollen Sie den Stab mit leichtem Druck vom Bauch zur Brust hinauf und dann über den Bauch wieder hinunter, bis die Arme natürlich ausgestreckt sind; richten Sie Ihren Blick nach vorn (Abb. 55 u. 56). Wiederholen Sie diese Übung zwei Mal.

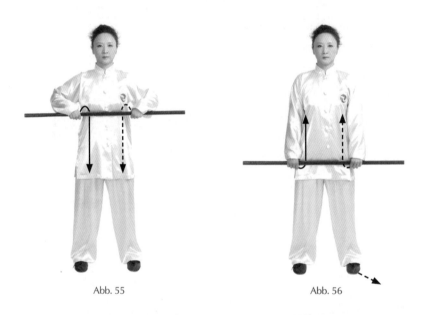

Abb. 55   Abb. 56

Hinweise

1. Sie sollten mit natürlich gestreckten Beinen und geradem Rücken stehen, den Baihui-Akupunkturpunkt bei lockerer Nackenmuskulatur nach oben gerichtet, das Kinn leicht angezogen, die Schultern gesenkt, mit gespreizten Achseln, lockerer Hüfte, angespanntem Gesäß, gesammelt, ruhig und konzentriert.

2. Das Hinaufrollen des Stabs sollte in der richtigen Reihenfolge und kontinuierlich aus den rollenden Handgelenken und gebeugten

Ellbogen erfolgen; dabei atmen Sie ein. Beim Hinunterrollen strecken Sie Handgelenke und Arme wieder und atmen aus.

Nutzen

Die vom Stab geführten Bewegungen bringen Ruhe, Entspannung und steigern die Konzentration. Die koordinierte Atmung und Bewegung hilft, den Körper von faulem Qi zu reinigen, Altes abzustoßen und Neues aufzunehmen.

1. Figur: Der Bootsmann schwingt das Ruder

Techniken

Linksseitig

1. Bewegung: Gehen Sie aus der Grundstellung in die Hocke. Der linke Fuß tritt in einem 45 Grad-Winkel nach vorn links. Ziehen Sie den Fuß an, so dass die Zehen nach oben zeigen und stellen Sie ihn auf die Ferse. Drehen Sie den Körper um 45 Grad nach links, rollen Sie den Stab bis zur Brust, wenden Sie die Handgelenke und beugen Sie die Ellbogen (Abb. 57).

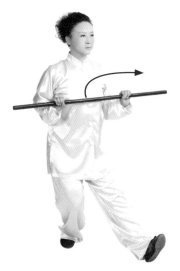

Abb. 57

Treten Sie mit dem linken Fuß flach auf den Boden und verlagern Sie Ihren Schwerpunkt nach vorn in den linken Bogenschritt. „Rudern" Sie zugleich mit dem Stab im Klammergriff bogenförmig nach oben, nach vorn, nach unten bis auf Hüfthöhe. Schauen Sie in Richtung des Stabs (Abb. 58 u. 59).

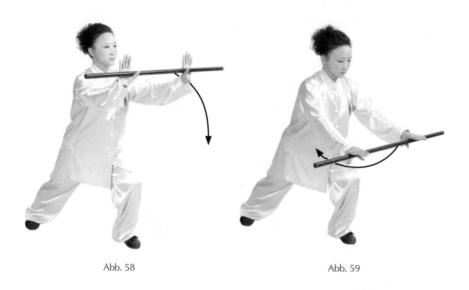

Abb. 58   Abb. 59

2. Bewegung: Lehnen Sie sich zurück, so dass sich der Schwerpunkt nach hinten verlagert. Beugen Sie Ihr rechtes Knie und die Schenkel. Das linke Bein ist natürlich gestreckt. Ziehen Sie den linken Fuß an, so dass die Zehen nach oben zeigen und stellen Sie ihn auf die Ferse. Drehen Sie Ihre Hüfte nach rechts in die Ausgangsstellung und dann wieder um 45 Grad nach vorn links. Umfassen Sie den Stab und ziehen Sie einen Bogen bis vor den Bauch; rollen Sie dann den Stab bis zur Brust hinauf und wenden Sie die Handgelenke (Abb. 60 u. 61).

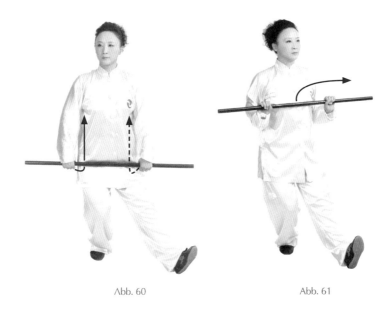

Abb. 60   Abb. 61

Treten Sie mit dem linken Fuß wieder flach auf den Boden und verlagern Sie Ihren Schwerpunkt nach vorn in den linken Bogenschritt.
„Rudern" Sie zugleich mit dem Stab im Klammergriff bogenförmig
nach oben, nach vorn, nach unten bis auf Hüfthöhe. Schauen Sie in
Richtung des Stabs (Abb. 58 u. 59).

3. Bewegung: Wiederholen Sie Bewegung 2.

4. Bewegung: Lehnen Sie sich zurück, so dass sich der Schwerpunkt
nach hinten verlagert. Beugen Sie Ihr rechtes Knie und strecken Sie Ihr
linkes Bein wieder. Ziehen Sie den linken Fuß an, so dass die Zehen
nach oben zeigen und stellen Sie ihn auf die Ferse. Umfassen Sie den
Stab und ziehen Sie einen Bogen bis vor den Bauch; rollen Sie dann
den Stab bis zur Brust hinauf (Abb. 60 u. 61). Bringen Sie die Füße

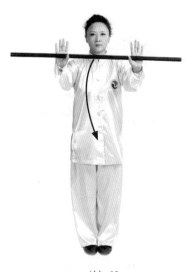

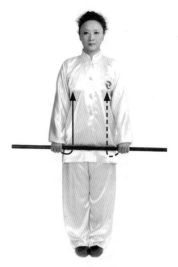

Abb. 62   Abb. 63

parallel zusammen, strecken
Sie die Beine und stehen Sie
aufrecht. „Rudern" Sie gleichzeitig mit dem Stab vorwärts
zum Bauch hinunter (Abb. 62
u. 63).

Rechtsseitig
Die Bewegungen auf der
rechten Seite erfolgen spiegelbildlich zur linken (Abb. 64-
70).

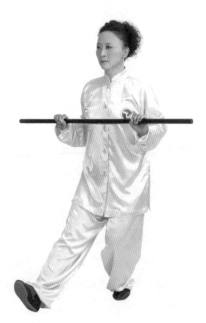

Abb. 64

46

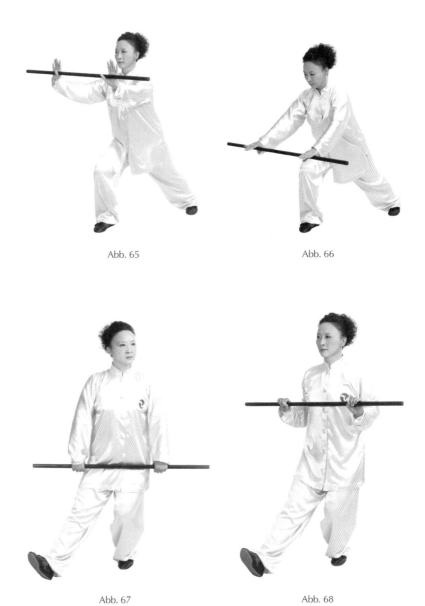

Abb. 65   Abb. 66

Abb. 67   Abb. 68

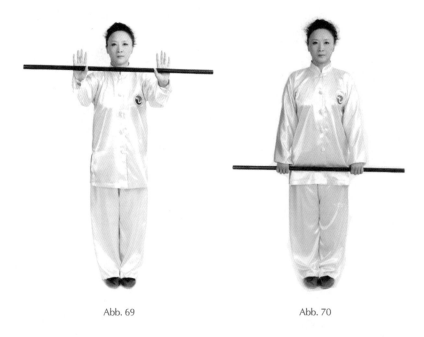

Abb. 69   Abb. 70

Hinweise

1. Die konkrete Ausführung und Länge des Bogenschritts sollte der individuellen Fitness entsprechen, langsam und in korrekter Abfolge. Das Gesäß sollte nicht nach hinten ragen.

2. Wenn Sie vor dem Körper „rudern", sollten die Bewegungen der Arme und Beine synchron, natürlich und fließend sein. Der Ruder-schlag mit dem Stab erfolgt zwischen Schultern und Hüfte. Beim Vor-wärtsrudern müssen Ellbogen und Schultern die Bewegung begleiten; dabei sind die Ellbogengelenke in natürlicher Haltung ganz leicht gebeugt. Richten Sie den Baihui-Akupunkturpunkt nach oben und atmen Sie tief!

Nutzen

1. Rhythmisches Beugen und Strecken der Handgelenke kann wirksam den Yuan-Akupunkturpunkt der Handgelenke stimulieren. Daneben stimuliert und reinigt es auch den Shaoyin-Herzmeridian, den Jueyin-Herzbeutelmeridian und den Taiyin-Lungenmeridian der Hand, stärkt das Herz und beruhigt die Nerven.

2. Rhythmisches, sanftes Beugen und Strecken der Handgelenke hilft, die durch die Arbeit und das tägliche Leben hervorgerufenen Verspannungen und Ermüdungserscheinungen der Handgelenke sowie der umliegenden Muskulatur und Sehnen zu lindern.

2. Figur: Das kleine Boot fährt langsam

Techniken

Linksseitig

1. Bewegung: Die Bewegung setzt im Anschluss an „Der Bootsmann schwingt das Ruder" ein.

Beugen Sie die Knie und machen Sie mit dem linken Fuß einen Schritt nach vorn. Ziehen Sie den Fuß an, so dass die Zehen nach oben zeigen und stellen Sie ihn auf die Ferse. Drehen Sie die Hüfte nach rechts und ziehen Sie mit dem Stab einen Bogen von der rechten Körperseite nach unten, hinter dem Körper her bis oben rechts vom Kopf (Abb. 71-1).

Strecken Sie dann die Finger der rechten Hand, stützen Sie den Stab mit nach oben gerichteter Handfläche und umfassen Sie den Stab schließlich durch eine 180-Grad-Außendrehung des Handgelenks (Abb. 71-2, Seitenansicht).

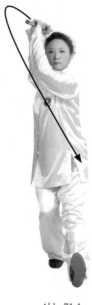

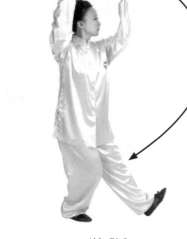

Abb. 71-1   Abb. 71-2

Verlagern Sie dann Ihren Schwerpunkt nach vorn und strecken Sie die Knie. Stellen Sie den linken Fuß flach auf den Boden und treten Sie mit den Zehen des rechten Fußes auf. Drehen Sie die Hüfte um 45 Grad nach vorn links und ziehen Sie mit dem Stab einen Bogen nach vorn und dann zur hinteren unteren Ecke der linken Körperseite. Bewegen Sie dabei die rechte Hand zur linken Hüfte, als ob Sie ein Boot rudern würden. Richten Sie den Blick nach vorn (Abb. 72).

2. Bewegung: Verlagern Sie Ihren Schwerpunkt nach hinten, beugen Sie das rechte Knie und den rechten Oberschenkel, während das linke Bein natürlich gestreckt bleibt. Drehen Sie dabei Ihre Hüfte weiter nach links und ziehen Sie mit dem Stab einen Bogen von der linken Körperseite unten hinter dem Körper her bis oben links vom Kopf (Abb. 73-1).

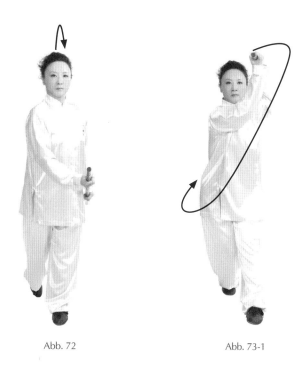

Abb. 72 Abb. 73-1

Strecken Sie dann die Finger der rechten Hand, stützen Sie den Stab mit nach oben gerichteter Handfläche und umfassen Sie den Stab schließlich durch eine 180-Grad-Innendrehung des Handgelenks (Abb. 73-2, Seitenansicht).

Treten Sie mit dem linken Fuß an der Innenseite des rechten Knöchels vorbei einen Schritt zurück. Beugen Sie Ihr linkes Knie und den linken Oberschenkel und strecken Sie Ihr rechtes Bein wieder. Ziehen Sie den rechten Fuß an, so dass die Zehen nach oben zeigen und stellen Sie ihn auf die Ferse.

Drehen Sie die Hüfte um 45 Grad nach vorn rechts und kreisen Sie mit dem Stab nach vorn und dann zur hinteren unteren Ecke der rechten Körperseite. Bewegen Sie dabei die linke Hand zur rechten Hüfte, als ob Sie ein Boot rudern würden. Richten Sie den Blick nach vorn (Abb. 74).

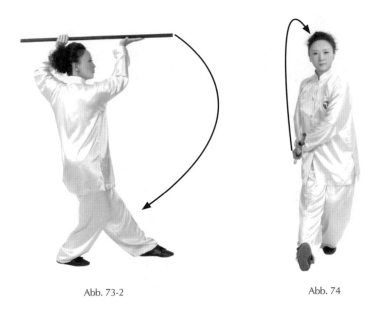

Abb. 73-2   Abb. 74

3. Bewegung: Ihr rechter Fuß steht flach auf dem Boden. Machen Sie mit dem linken Fuß einen Schritt vor, parallel neben den rechten und gehen Sie halb in die Hocke. Drehen Sie zugleich die Hüfte weiter nach rechts und ziehen Sie mit dem Stab einen Bogen von der rechten Körperseite nach unten, hinter dem Körper her bis oben rechts vom Kopf (Abb. 75).

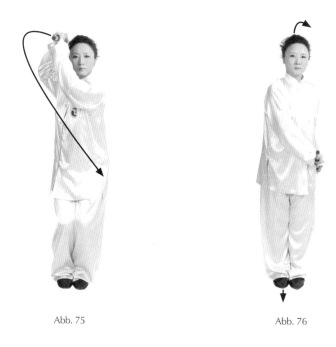

Strecken Sie dann Ihre Beine in einen aufrechten Stand. Drehen Sie die Hüfte um 45 Grad nach vorn links, den Stab nach vorne und ziehen Sie mit der rechten Hand einen Bogen hinunter zur linken Hüfte, so als würden Sie rudern. Richten Sie Ihren Blick nach vorn (Abb. 76).

Rechtsseitig

Die Bewegungen auf der rechten Seite erfolgen spiegelbildlich zur linken (Abb. 77- 82).

Diese Figur sollte links- und rechtsseitig jeweils einmal ausgeführt werden.

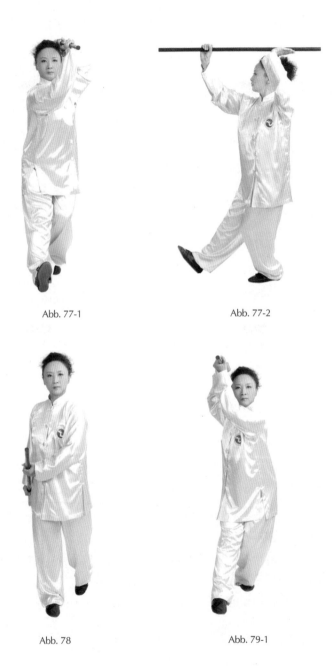

Abb. 77-1   Abb. 77-2

Abb. 78   Abb. 79-1

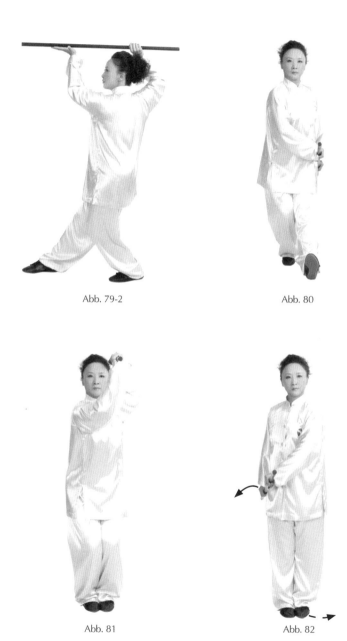

Abb. 79-2

Abb. 80

Abb. 81

Abb. 82

Hinweise

1. Die Hüftdrehung sollte sich dem Kreisen des Stabs auf der Körperseite auf natürliche Weise anpassen. Der Blick folgt dem Stab. Bei Aufwärtsbewegung wird ein-, bei Abwärtsbewegung ausgeatmet.

2. Beim Halten des Stabs sollte eine Kraftübertragung nach unten erfolgen, so dass das Qi zum Dantian sinkt.

3. Anfänger können beim Vor- und Rückwärtsschritt einen breiteren Abstand zwischen ihren Füßen halten. Bei zunehmender Übung und besserem Gleichgewicht der Beine sollten die Innenseiten der Füße eine Gerade bilden.

4. Wer Schulterprobleme hat, kann diese Figur getrennt üben. Schrittlänge und Tempo der Bewegungen können so nach Bedarf angepasst werden.

Nutzen

1. Das Schwingen des „Ruderblatts" betont das Kreisen der Handgelenke, die Drehung der Schultern und verstärkt die Stimulation der drei Yin- und drei Yang-Meridiane der Hände. Hierbei beeinflussen sich auch der Lungen- und Dickdarmmeridian, der Herz- und Dünndarmmeridian sowie der Herzbeutel- und Dreifachbrenner-Meridian jeweils gegenseitig. Die Bewegungen dieser Figur fördern auch die Verdauung.

2. Das Dehnen und Strecken der Knöchel kann die drei Yin- und die drei Yang-Meridiane der Füße stärker stimulieren. Es dient auch der Entgiftung von Leber und Gallenblase.

3. Das Kreisen der Schultern dient zur Vorbeugung und Heilung von Periarthritis und lindert Schmerzen in den Schultern.

3. Figur: Das Lotosblatt schwingt im Wind

Techniken

Linksseitig

1. Bewegung: Die Bewegung setzt im Anschluss an „Das kleine Boot fährt langsam" ein.

Umfassen Sie den Stab mit beiden Händen. Machen Sie mit Ihrem linken Fuß einen Schritt zur Seite, so dass die Füße etwa in Schulterbreite parallel stehen. Beugen Sie die Knie und gehen Sie in die Hocke. Drehen Sie dann die Hüfte von rechts nach vorn links.

Klemmen Sie nun den Stab mit den Handflächen nach unten am Hegu-Akupunkturpunkt zwischen Daumen und Zeigefinger ein. Kreisen Sie horizontal den Bauch entlang nach vorn links (Abb. 83 u. 84).

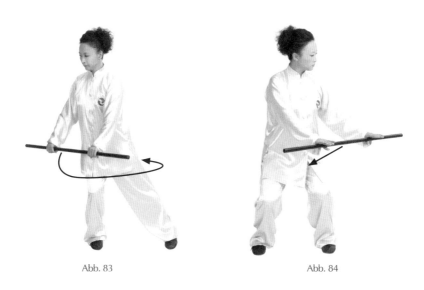

Abb. 83   Abb. 84

Strecken Sie die Beine und stehen
Sie natürlich aufrecht. Umfassen
Sie den Stab erneut, beugen Sie die
Handgelenke und bringen Sie den
Stab in einem Bogen zur linken Seite
des Bauchs. Richten Sie Ihren Blick
nach vorn links (Abb. 85).

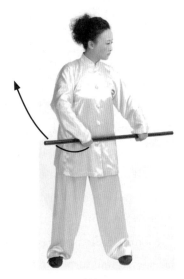

Abb. 85

2. Bewegung: Die Beinhaltung ist
unverändert. Drehen Sie die Hüfte
nach rechts und massieren Sie mit
dem Stab den Unterleib in horizontalen Bewegungen von links nach rechts.
Die rechte Hand führt den Stab schräg
hinter die rechte Schulter, die linke vor
die rechte Rippengegend (Abb. 86).

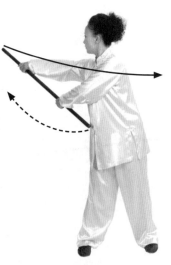

Abb. 86

Beugen Sie dann die Knie halb in die Hocke. Drehen Sie die Hüfte zurück in die Ausgangsposition. Kreisen Sie mit den Armen überkreuz, den linken Arm nach rechts, den rechten Arm nach links. Am Schluss ruhen die Arme, der rechte oben, der linke unten, übereinander vor der Brust. Schauen Sie geradeaus (Abb. 87).

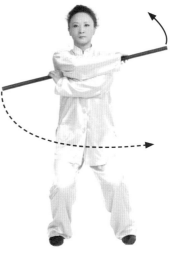

Abb. 87

3. Bewegung: Strecken Sie die Beine und stehen Sie natürlich aufrecht.

Kreisen Sie mit dem Stab horizontal vor der Hüfte nach hinten links bis zu einer hinter der linken Ferse nach links laufenden Linie. Die linke Hand befindet sich etwa auf Hüfthöhe. Der rechte Arm ist natürlich gestreckt und berührt mit dem Ellbogen das rechte Ohr. Der Oberkörper ist nach links gebeugt; der Stab wird dabei leicht schräg senkrecht gehalten. Die Bewegung endet schräg hinten links (Abb. 88).

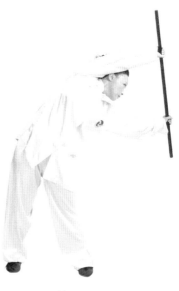

Abb. 88

Strecken Sie dann alle Finger natürlich aus, klemmen Sie den Stab
ein und halten Sie kurz an. Blicken
Sie in Richtung des Stabs (Abb.
89).

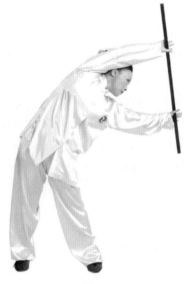

Abb. 89

4. Bewegung: Stehen Sie aufrecht, ohne die Beine zu bewegen.
Heben Sie den Kopf und bewegen
Sie den Stab in einem Bogen bis
über den Kopf. Strecken Sie die
Handgelenke und Finger nach
oben; die Arme sind dabei natürlich gestreckt. Blicken Sie nach
oben (Abb. 90).

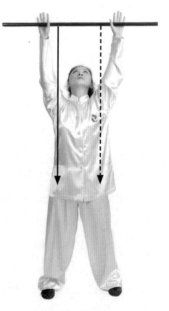

Abb. 90

Beugen Sie die Knie und gehen Sie in die Hocke. Senken Sie den Stab bis vor die Brust und massieren Sie mit dem Stab mit nach unten gerichteten Handflächen bis zum Bauch hinunter.

Stellen Sie Ihre Füße parallel nebeneinander und stehen Sie natürlich aufrecht. Halten Sie den Stab vor dem Bauch, den Blick nach vorn gerichtet (Abb. 91 u. 92).

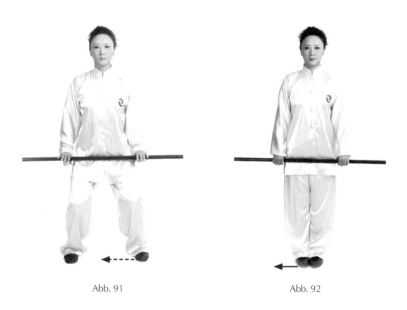

Abb. 91   Abb. 92

Rechtsseitig

Die Bewegungen auf der rechten Seite erfolgen spiegelbildlich zur linken (Abb. 93 -102).

Diese Figur sollte links- und rechtsseitig jeweils einmal ausgeführt werden.

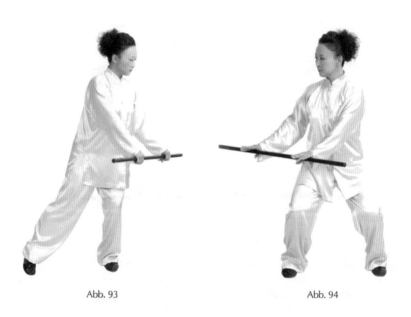

Abb. 93   Abb. 94

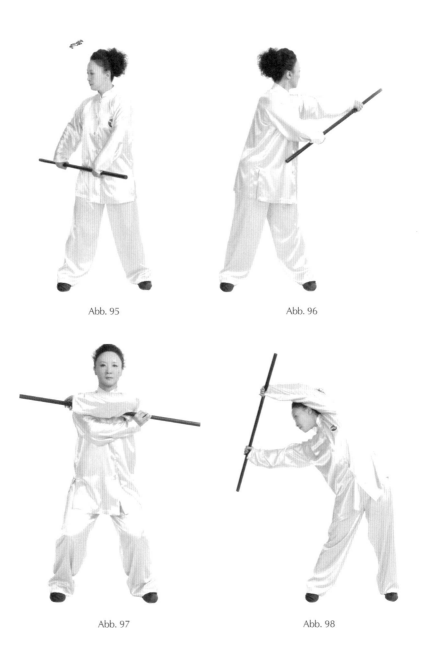

Abb. 95

Abb. 96

Abb. 97

Abb. 98

63

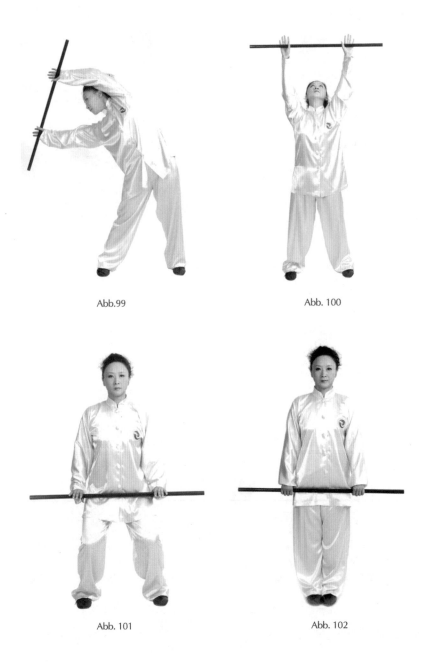

Abb.99

Abb. 100

Abb. 101

Abb. 102

Hinweise

1. Das Rollen, Kreisen und Strecken der Handgelenke sollte mit den jeweils erforderlichen Veränderungen der Handhaltung einhergehen, z. B. beim Umfassen des Stabs mit allen Fingern oder dem Einklemmen zwischen Daumen und Zeigefinger.

2. Beim horizontalen Kreisen mit überkreuzten Armen sollten die Hüfte korrekt gedreht, die Schultern gelockert und das Gesäß gestreckt werden.

3. Wenn Sie den Oberkörper zur Seite neigen, um den Stab seitlich kreisen zu lassen, führt die Hand am unteren Ende des Stabs die Bewegung an und ist nicht höher als die Hüfte. Der obere Arm wird am Ohr über den Kopf gestreckt. Die beiden Hände müssen in korrekter Abfolge den Stab führen.

4. Personen fortgeschrittenen Alters brauchen sich nicht so stark zur Seite zu neigen; junge Menschen sollten die Bewegungen korrekt ausführen und sich tiefer beugen.

5. Die Weite des Schritts zur Seite und die Höhe des Körperschwerpunktes sollten der Länge des Stabs und der individuellen physischen Beschaffenheit angepasst werden.

Nutzen

1. Das Beugen zur Seite kann u.a. den Gallenblasenmeridian, den Chong-Kanal und das Ren- und Du-Kanalpaar wirksam stimulieren; es reinigt auch Leber und Gallenblase, beseitigt Überaktivität des Yang der Leber und fördert die Durchblutung und Zirkulation des Qi im ganzen Körper.

2. Nach theoretischen und praktischen Erkenntnissen der Chiropraktik kann beidseitiges Beugen eine Deformation und Asymmetrie der Wirbelsäule wirksam verhindern oder rückgängig machen.

4. Figur: Der Schiffer treidelt am Tau

Techniken

Linksseitig

1. Bewegung: Die Bewegung setzt im Anschluss an „Das Lotosblatt schwingt im Wind" ein.

Machen Sie mit dem linken Fuß einen Schritt zur Seite, drehen Sie den Oberkörper nach links und beugen Sie das linke Knie in den Bogenschritt.

Ziehen Sie mit der linken Hand einen Bogen von der Bauchvorderseite nach links, nach oben, nach hinten und nach unten. Massieren Sie die linke Rippengegend. Die linke Hand führt den Stab bis zur linken Hüfte. Die rechte Hand kreist nach unten, nach vorn, nach oben bis vor den Körper. Richten Sie Ihren Blick nach vorn links (Abb. 103-105).

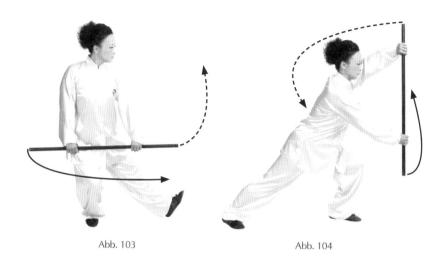

Abb. 103   Abb. 104

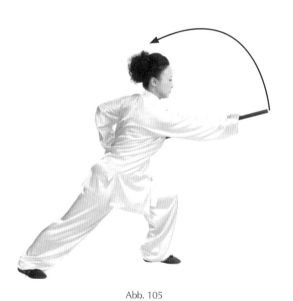

Abb. 105

2. Bewegung: Verlagern Sie Ihren Schwerpunkt nach rechts; drehen Sie den rechten Fuß nach außen und krümmen Sie den linken Fuß nach innen, bis dass die Füße parallel stehen. Strecken Sie dann die Beine und stehen Sie natürlich aufrecht.

Drehen Sie die Hüfte nach rechts in die gerade Ausgangsposition. Ziehen Sie mit der linken Hand in einem Bogen nach unten, nach vorn, an der Außenseite des linken Knies vorbei nach oben. Ziehen Sie mit der rechten Hand nach hinten rechts über den Kopf hinweg und drücken Sie den Stab auf die Schultern. Ihr Blick ist nach vorn gerichtet (Abb. 106).

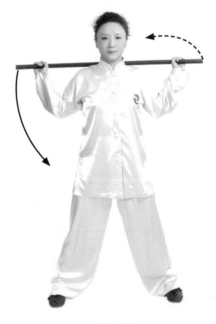

Abb. 106

3. Bewegung: Drehen Sie den rechten Fuß um etwa 90 Grad nach außen und treten Sie mit der linken Ferse nach hinten links. Strecken Sie die Knie und beugen Sie dann das rechte Knie in den Bogenschritt. Gleichzeitig macht die Hüfte eine spiralförmige Drehung nach hinten rechts. Der Stab folgt der Bewegung der Hüfte und massiert die Schultern; nach einer vertikalen Drehung um etwa 180 Grad wird der Stab auf die Schultern gedrückt (Abb. 107 u. 108). Verlagern Sie Ihren Schwerpunkt weiter nach unten. Drücken Sie den Stab mit der linken Hand seitlich auf den Jianjing-Akupunkturpunkt auf der linken Schulter. Schauen Sie nach hinten rechts und halten Sie einen Moment an (Abb. 109).

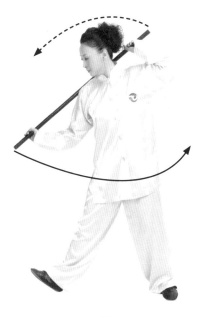

Abb. 107

69

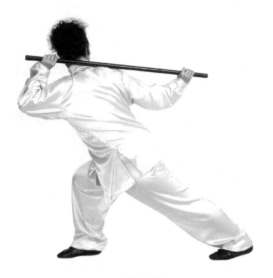

Abb. 108

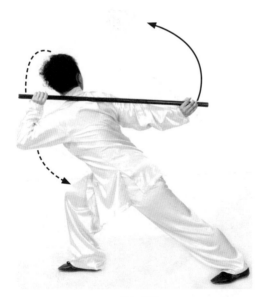

Abb. 109

4. Bewegung: Die linke Hand führt ein Ende des Stabs über den Kopf und die rechte Schulter hinweg zur rechten Brust. Das von der rechten Hand geführte Stabende zieht auf natürliche Weise einen Bogen nach oben (Abb. 110).

Verlagern Sie Ihren Schwerpunkt nach links, drehen Sie den linken Fuß nach außen und beugen Sie das linke Knie. Krümmen Sie den rechten Fuß nach innen und strecken Sie das rechte Knie. Drehen Sie zugleich den Oberkörper nach links und führen Sie dabei den Stab in einem Bogen am Bauch vorbei nach links (Abb. 111).

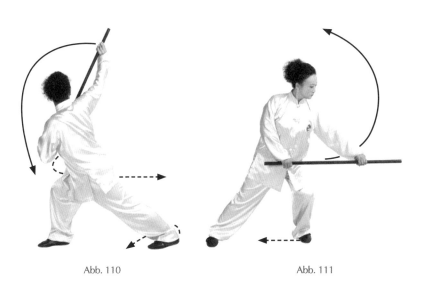

Abb. 110   Abb. 111

Verlagern Sie Ihren Schwerpunkt auf das gebeugte rechte Bein, strecken Sie das linke und bringen Sie die Füße in eine parallele Position. Kreisen Sie mit dem Stab nach oben bis über den Kopf, strecken Sie die Finger nach oben und klemmen Sie den Stab zwischen Daumen und Zeigefinger ein.

Strecken Sie dann die Beine und stehen Sie natürlich aufrecht. Senken Sie den Stab zur Brust und massieren Sie hinunter zum Bauch. Vor dem Bauch umfassen die Hände den Stab wieder. Der Blick ist nach vorn gerichtet (Abb. 112 u. 113).

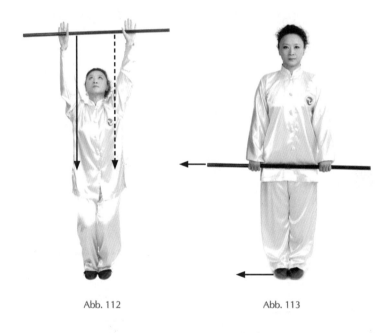

Abb. 112   Abb. 113

Rechtsseitig

Die Bewegungen auf der rechten Seite erfolgen spiegelbildlich zur linken (Abb. 114 -124).

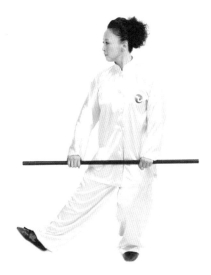

Abb. 114

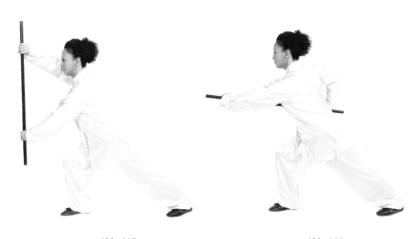

Abb. 115   Abb. 116

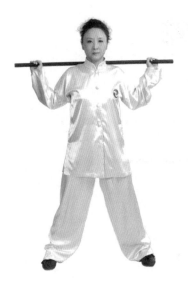

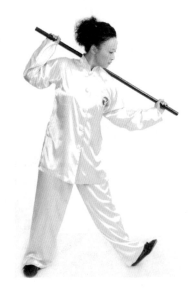

Abb. 117   Abb. 118

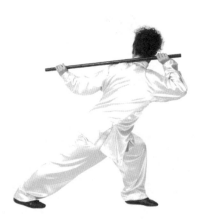

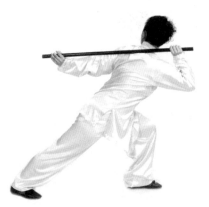

Abb. 119   Abb. 120

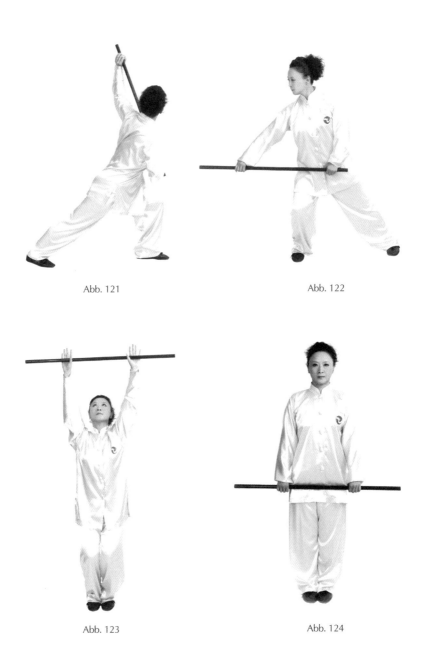

Abb. 121

Abb. 122

Abb. 123

Abb. 124

Diese Figur sollte links- und rechtsseitig jeweils einmal ausgeführt werden.

Hinweise

1. Als Beispiel die Drehung des Stabs im linken Bogenschritt: Sie kreisen den Stab mit der linken Hand nach oben links bis vor Ihr Gesicht. Dabei sollte die linke Hand ein wenig Richtung Stabende gleiten. Strecken Sie dann Ihre Beine und stehen Sie aufrecht. Wenn Sie den Stab drehen, um Druck auf die Schultern auszuüben, sollte die rechte Hand ein wenig Richtung Stabende gleiten. Die Hände umfassen den Stab symmetrisch.

2. Wenn Sie mit dem Stab zur Massierung der Rippengegend nach hinten kreisen, beugen und strecken sich die Handgelenke entsprechend.

3. Als Beispiel die spiralförmige Drehung der Hüfte und des Stabs im linken Bogenschritt: Wenn sich die Hüfte spiralförmig nach hinten links dreht, gleitet die linke Hand mit dem Stab massierend die linke Schulter entlang. Eng an der Schulter kreist der Stab dann vertikal zur linken Körperseite nach unten und hinter den Körper. Die Bewegungen der linken Hand passen sich entsprechend an. Der Stab dreht sich um etwa 180 Grad.

4. Wenn mit spiralförmig rotierender Hüfte „Taue getragen" werden, zieht die Hüfte die Schultern mit; der Stab kreist vertikal. Anfänger können ihren Schwerpunkt erhöhen, die Schrittlänge verkleinern und brauchen sich nur leicht zu drehen. Mit mehr Übung und Verbesserung der physischen Voraussetzungen kann die Schrittlänge vergrößert und der Schwerpunkt gesenkt werden, so dass die Drehung der

Hüfte und die Dehnung der Beine ausgeprägter wird. Oberkörper und Beine bilden dann eine Gerade, die ideale Bedingungen zur Entfaltung spiralförmiger Drehkraft bietet.

5. Das Massieren der Schultern mit dem Stab sollte mit sanftem Druck erfolgen. Beim „Tragen der Taue" im rechten Bogenschritt sollte sich der Druck auf den Jianjing-Akupunkturpunkt auf der linken Schulter konzentrieren. Das gleiche gilt für den rechten Akupunkturpunkt im linken Bogenschritt. Atmung und Bewegung der Gliedmaßen sollten entsprechend koordiniert ablaufen.

Nutzen

1. Das Drehen des Kopfes nach links und rechts kann wirksam den Dazhui-Akupunkturpunkt stimulieren, den Fluss des Qi fördern und das Yang stärken. Druck mit dem Stab auf den Jianjing-Akupunkturpunkt fördert die Durchblutung, die Zirkulation des Qi im ganzen Körper und stärkt die Kondition; es hilft auch gegen Rheuma, Nacken-, Schulter- und Rückenschmerzen.

2. Das Drehen der Hüfte, Strecken der Beine und Dehnen der Füße beim „Taue tragen" stimuliert darüber hinaus wirksam das Ren- und Du-Kanalpaar, den Dai-Kanal, die drei Yin- und Yang-Kanäle der Füße sowie alle anderen Meridiane. Es verbessert die Durchblutung und Zirkulation des Qi im ganzen Körper und stärkt Hüfte und Nieren. Zugleich vergrößert es den Funktionsrahmen der Lendenwirbel und des Hüftgelenks, sorgt für eine gute Dehnung der Hüft- und Beinmuskeln und erhöht die Flexibilität und Biegsamkeit von Hüfte und Beinen.

5. Figur: Der Zauberstab befriedet das Meer

Techniken

Linksseitig

1. Bewegung: Die Bewegung setzt im Anschluss an „Der Schiffer
treidelt Taue" ein.

Beugen Sie leicht die Beine, machen Sie mit dem linken Fuß einen
Schritt zur Seite und verlagern Sie Ihren Schwerpunkt nach links. Die
Füße stehen etwa schulterbreit entfernt parallel. Strecken Sie die Beine in einen natürlichen Stand. Klemmen Sie zugleich mit der linken
Hand den Stab zwischen Daumen und Zeigefinger ein; die Handfläche zeigt dabei nach unten. Drehen Sie das rechte Handgelenk nach
außen, so dass die rechte Handfläche nach oben zeigt und den Stab
stützt. Kreisen Sie von der Bauchvorderseite vertikal nach links und
nach oben bis über den Kopf (Abb. 125 u. 126).

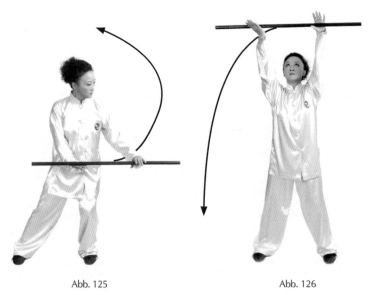

Abb. 125   Abb. 126

Gehen Sie dann halb in die Hocke und kreisen Sie mit dem Stab auf der rechten Körperseite bis etwa auf Hüfthöhe nach unten. Ihr Blick folgt dem Stab (Abb. 127).

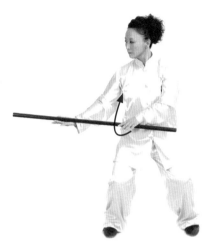

Abb. 127

2. Bewegung: Die Beine sind natürlich gestreckt, die Hüfte leicht nach rechts gedreht. Die linke Hand kreist mit dem Stab und klemmt ihn vor der rechten Brust zwischen Daumen und Zeigefinger ein, die rechte Hand umklammert den Stab entsprechend schräg unten rechts (Abb. 128).

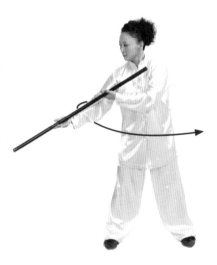

Abb. 128

79

Drehen Sie dann den linken Fuß um 90 Grad nach außen und treten Sie mit dem gestreckten rechten Fuß nach hinten rechts auf den
Boden; beugen Sie das linke Knie in den Bogenschritt. Drehen Sie zugleich den Oberkörper nach links und bringen Sie den Stab in einem
Bogen vertikal vor den Körper. Richten Sie Ihren Blick nach vorn (Abb.
129).

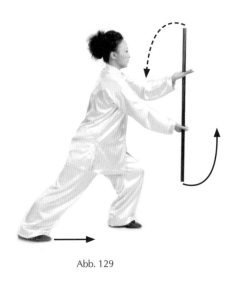

Abb. 129

3. Bewegung: Machen Sie mit dem rechten Fuß einen Schritt nach
vorn. Die Füße stehen parallel etwa schulterbreit auseinander. Beugen
Sie die Knie halb in die Hocke.

Die linke Hand umfasst den Stab in einer Roll- und Drehbewegung. Ziehen Sie den Stab mit der linken Hand am Stabende in einem Bogen nach unten bis auf Hüfthöhe. Die rechte Hand sollte ein wenig zum rechten Ende des Stabs gleiten; das rechte Stabende bewegt sich bogenförmig nach oben. Der Stab befindet sich dann senkrecht vor dem Körper und wird mit der rechten Hand auf Augenhöhe gehalten (Abb. 130, 131).

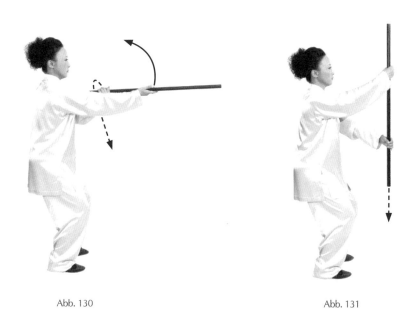

Abb. 130   Abb. 131

Dann gleitet die rechte Hand
den Stab hinunter bis zur linken.
Richten Sie Ihren Blick nach vorn
(Abb. 132).

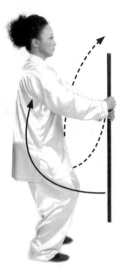

Abb. 132

4. Bewegung: Strecken Sie die Beine und stehen Sie natürlich aufrecht. Die Hände gehen in einer Abwärtsbewegung zum Bauch wieder
auseinander. Strecken Sie die Arme zu beiden Seiten des Körpers und
führen Sie mit der rechten Hand das Stabende in einem Bogen erst
nach hinten und dann nach oben, bis es die Hinterseite des rechten
Arms berührt.

Heben Sie den linken Arm mit einer 45-Grad-Außendrehung nach
vorn links bis auf Kopfhöhe; die Handfläche zeigt dabei nach oben
(Abb. 133).

Lockern Sie dann die Oberschenkel und beugen Sie leicht die Knie.
Beugen Sie den linken Ellbogen, führen Sie die linke Hand mit der Hand-
fläche nach unten vor dem Gesicht her bis vor den Bauch. Richten Sie
Ihren Blick nach vorn (Abb. 134 u. 135).

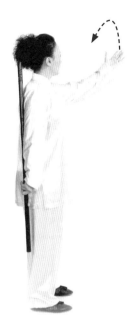

Abb. 133

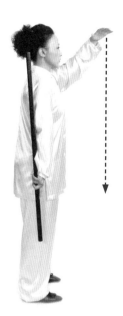

Abb. 134

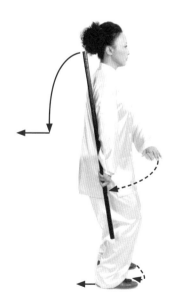

Abb. 135

83

Rechtsseitig

Die Bewegungen auf der rechten Seite erfolgen spiegelbildlich zur linken (Abb. 136-146).

Diese Figur sollte links- und rechtsseitig jeweils einmal ausgeführt werden.

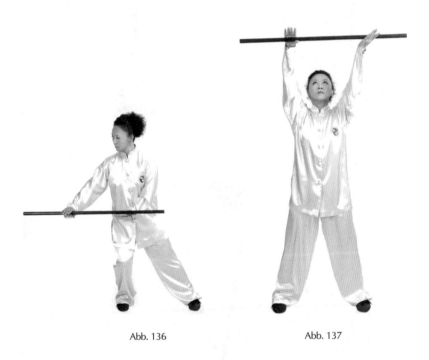

Abb. 136   Abb. 137

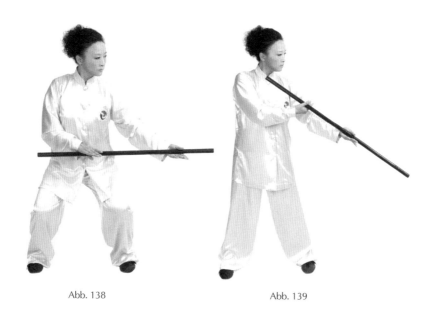

Abb. 138   Abb. 139

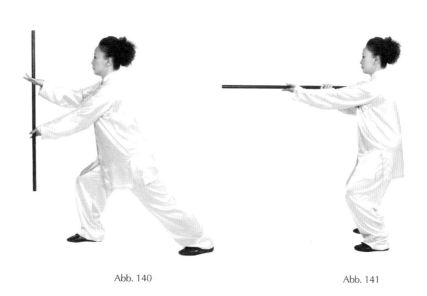

Abb. 140   Abb. 141

85

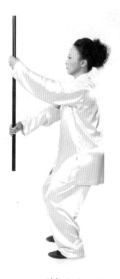

Abb. 142

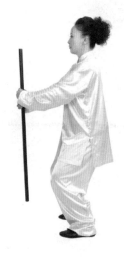

Abb. 143

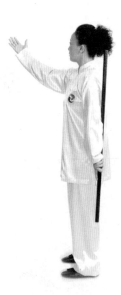

Abb. 144

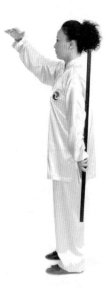

Abb. 145

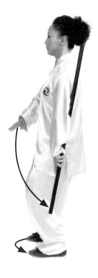

Abb. 146

Hinweise

1. Solange Sie die Koordination der Körperbewegung mit dem Stab noch nicht gut beherrschen, können Sie die Grundtechniken wie das Kreisen, Rollen und Gleiten des Stabs zunächst einzeln üben.

2. Atmung und Bewegung sollen auf natürliche Weise koordiniert werden. Bei besserer Beherrschung der technischen Details wird die Atmung allmählich gleichmäßig und tief; Sie können dann mit der Umstellung auf Bauchatmung beginnen.

3. Beim Anheben und Senken der Arme sollten die Schultern locker sein und die Ellbogen „Bögen" machen. Stellen Sie sich vor, Sie würden die Essenz des Universums in sich aufnehmen und im Dantian sammeln. Halten Sie dann einen Moment inne.

Nutzen

1. Das Wenden und Drehen der Handgelenke kompensiert den häufigen Mangel an Beuge- und Streckbewegungen bei der täglichen Arbeit und beugt aktiv Verletzungen der Handgelenke vor.

2. Daoyin und xing qi mit dem Stab, die Einheit von Vorstellung und Qi, die Vorstellung, dass das Qi eines harmonischen Universums durch den Baihui-Akupunkturpunkt ins Dantian eindringt – all dies nährt die Seele, stärkt und schützt die Gesundheit und erhöht die Wirksamkeit des Qigong-Trainings.

6. Figur: Der Golddrache wedelt mit dem Schwanz

Techniken

Linksseitig

1. Bewegung: Die Bewegung setzt im Anschluss an „Der Zauberstab befriedet das Meer" ein.

Krümmen Sie Ihren rechten Fuß nach innen und machen Sie mit dem linken im 45 Grad-Winkel einen Schritt nach hinten links. Führen Sie das Stabende mit der rechten Hand um 45 Grad nach vorn rechts. Die linke Hand gleitet zur Stabmitte und weiter in Richtung des linken Stabendes bis ein Drittel der Stablänge vom Ende entfernt (Abb. 147 u. 148).

Verlagern Sie Ihren Schwerpunkt auf das linke Bein, drehen Sie den linken Fuß nach außen, den rechten nach innen und beugen Sie das linke Knie in den Bogenschritt.

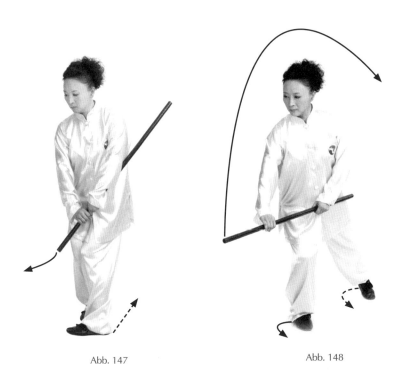

Abb. 147

Abb. 148

Drehen Sie den Oberkörper nach hinten links; kreisen Sie dabei mit dem Stab vertikal nach oben, nach vorn und schließlich bis vor die rechte Schulter. Die linke Hand hält den Stab unter der rechten Achsel; folgen Sie mit Ihrem Blick dem Stab (Abb. 149).

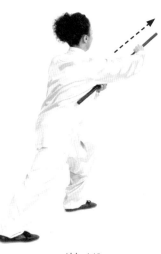

Abb. 149

2. Bewegung: Verlagern Sie Ihren Schwerpunkt auf das rechte Bein und beugen Sie das rechte Knie. Das linke Bein ist natürlich gestreckt.

Gleichzeitig gleitet die linke Hand nach vorn, die rechte nach hinten den Stab entlang. Die linke Hand umfasst das Stabende kurz über der linken Schulter, die rechte an der rechten Hüfte (Abb. 150).

Überkreuzen Sie die Füße mit dem linken Fuß hinter dem rechten. Beugen Sie die Knie und hocken Sie sich in die hohe Hocke. Drehen Sie die Hüfte leicht nach rechts. Schauen Sie nach vorn rechts und halten Sie kurz an (Abb. 151).

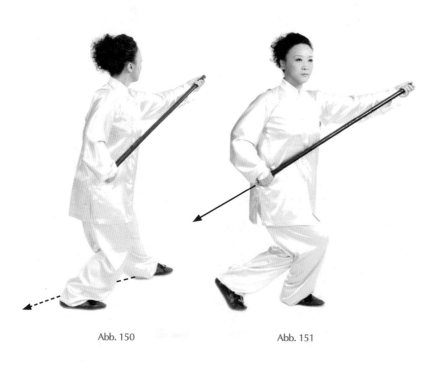

Abb. 150   Abb. 151

3. Bewegung: Senken Sie Ihren Schwerpunkt und gehen Sie in die niedrige Hocke. Drehen Sie die Hüfte nach rechts und schieben Sie den Stab mit der linken Hand auf der rechten Körperseite schräg nach vorn. Dabei berührt ein Stabende den Boden und die linke Hand stützt das andere.

Gleiten Sie mit der rechten Hand nach links zum Punkt ein Drittel der Stablänge vom Stabende entfernt und klemmen Sie den Stab zwischen Daumen und Zeigefinger ein. Schauen Sie auf das Stabende (Abb. 152, Zusatz-Abb. 152: Personen fortgeschrittenen Alters können in der hohen Hocke trainieren).

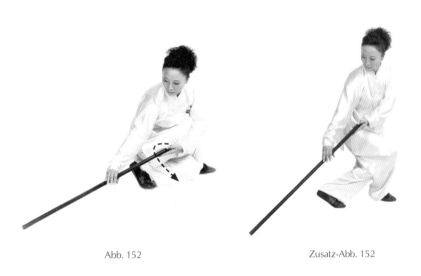

Abb. 152   Zusatz-Abb. 152

Wenden Sie die linke Hand und drücken Sie den Stab nach unten; die Handflächen zeigen nach unten. Klemmen Sie den Stab zwischen Daumen und Zeigefinger ein. Der Blick ist auf den Stab gerichtet (Abb. 153 u. Zusatz-Abb. 153: Personen fortgeschrittenen Alters können in der hohen Hocke trainieren).

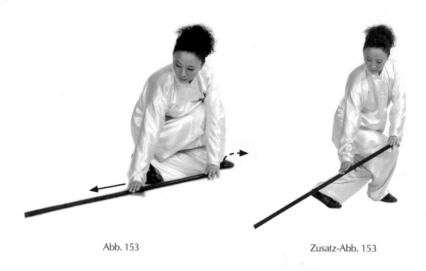

Abb. 153   Zusatz-Abb. 153

4. Bewegung: Stehen Sie mit geraden Beinen und dem linken Fuß einen Schritt zur Seite; führen Sie zugleich den Stab mit der linken Hand horizontal zur linken Körperseite. Die rechte Hand gleitet etwa ein Drittel der Stablänge nach rechts (Abb. 154).

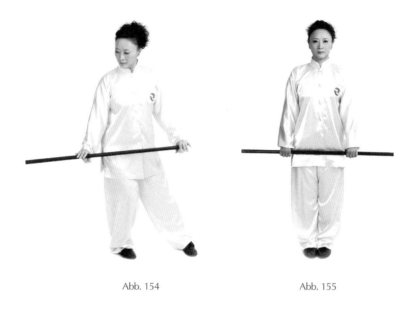

Abb. 154   Abb. 155

Verlagern Sie Ihren Schwerpunkt nach links und stehen Sie mit den Füßen parallel natürlich aufrecht. Gleiten Sie mit der linken Hand etwa ein Drittel der Stablänge nach innen, so dass die Hände etwa schulterbreit auseinander sind und umfassen Sie den Stab vor dem Bauch. Richten Sie Ihren Blick nach vorn (Abb. 155).

Rechtsseitig

Die Bewegungen auf der rechten Seite erfolgen spiegelbildlich zur linken (Abb. 156-163) (Zusatz-Abb. 160 u. 161: Personen fortgeschrittenen Alters können in der hohen Hocke trainieren).

Diese Figur sollte links- und rechtsseitig jeweils einmal ausgeführt werden.

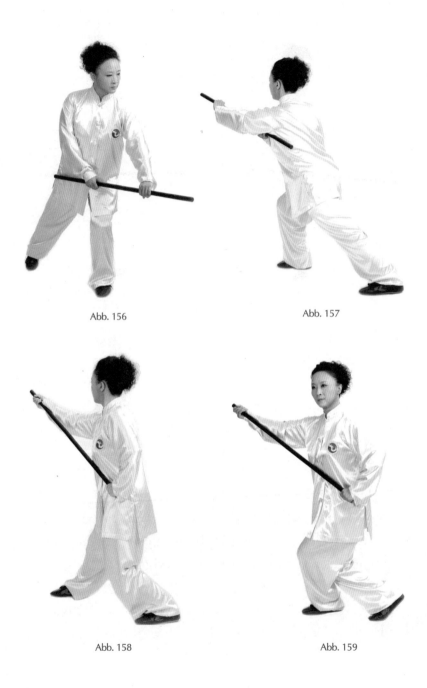

Abb. 156

Abb. 157

Abb. 158

Abb. 159

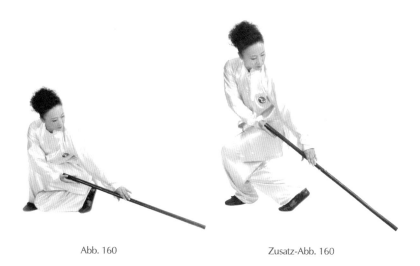

Abb. 160   Zusatz-Abb. 160

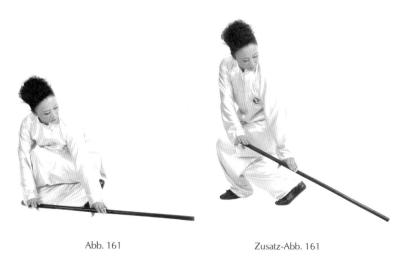

Abb. 161   Zusatz-Abb. 161

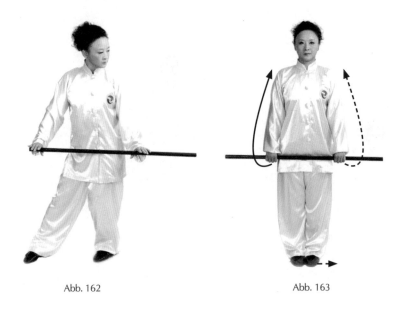

Abb. 162   Abb. 163

Hinweise

1. Der gesamte Bewegungsablauf verkörpert das Gleichgewicht, d. h. den Gegensatz und die Einheit von Yin und Yang. Wenn der Stab schräg nach vorn geschoben wird, werden die Beine genau umgekehrt nach hinten gestreckt. Wenn der Stab vertikal von unten nach oben kreist, verlagert sich Ihr Schwerpunkt nach unten.

2. Wenn Sie mit dem Stab „wedeln", drehen Sie die Handgelenke nach außen und atmen ein; wenn Sie die Handgelenke nach innen drehen, um den Stab nach unten zu drücken, atmen Sie aus. Wenn Sie sich aufrichten und Schritte machen, atmen Sie ein; wenn Sie mit parallelen Füßen erneut stehen, atmen Sie aus.

3. Personen fortgeschrittenen Alters mit hohem Blutdruck, Herzleiden und anderen Beschwerden brauchen nicht in die niedrige Hocke

zu gehen. Sie können in die hohe Hocke gehen und dabei ein Knie gegen den Chengshan-Akupunkturpunkt des anderen Beins drücken. Junge Leute sollten voll in die Hocke gehen. Personen fortgeschrittenen Alters können bei Verbesserung ihrer Kondition wahlweise ebenfalls in die tiefe Hocke gehen.

4. Bei vertikalem Kreisen des Stabs sollten Schulter und Arme locker sein. Wenn die Hände wechselseitig den Stab entlang gleiten, sollten die Hände eng am Stab und der Stab eng am Körper anliegen. Die Schultern sollten gesenkt werden und die Ellbogen herabhängen.

Nutzen

1. Sie sind in der hohen Hocke mit überkreuzten Beinen. Drücken Sie kräftig mit dem Knie des hinteren Beins auf den Chengshan-Akupunkturpunkt der vorderen Wade. So können Sie den Taiyang-Blasenmeridian des Fußes wirksam stimulieren. Da die Meridiane von Gallenblase und Niere miteinander verbunden sind, unterstützen die Bewegungen dieser Figur die Umsetzung des Harns und die Entgiftung des Körpers.

2. Die Drehung des Oberkörpers aus der Hüfte sorgt für eine rhythmische Stimulierung des Dai-Kanals. Dieser reguliert die Durchlässigkeit der Meridiane und den Fluss des Qi im ganzen Körper.

3. Die niedrige Hocke ist eine Herausforderung für die Flexibilität, das Gleichgewicht und die Kraft der Beine. Bei Personen fortgeschrittenen Alters stärken die Bewegungen dieser Figur die Beinmuskeln, erhöhen den Gleichgewichtssinn und reduzieren Verspannungen und Krämpfe in den Waden.

7. Figur: Auf Schatzsuche ins Meer tauchen

Techniken

Linksseitig

1. Bewegung: Die Bewegung setzt im Anschluss an „Der Golddrache wedelt mit dem Schwanz" ein.

Machen Sie mit dem linken Fuß einen Schritt zur Seite. Die Füße stehen etwa in Schulterbreite parallel. Stehen Sie natürlich aufrecht.

Heben Sie den Stab waagerecht nach vorn bis auf Schulterhöhe; rollen Sie ihn aus den Handgelenken zum Körper hin. Senken Sie den Stab dann mit nach vorn rollenden Handgelenken und gebeugten Ellbogen bis zur Brust. Rollen Sie den Stab über den Bauch und massieren Sie bis hinunter zu den Füßen. Beugen Sie den Oberkörper dabei nach vorn und strecken Sie die Arme natürlich. Der Blick folgt dem Stab (Abb. 164-166).

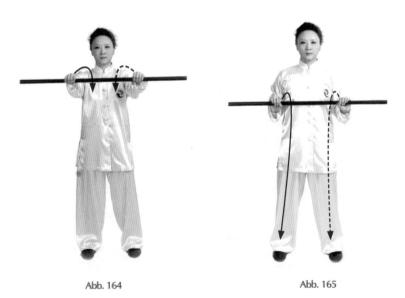

Abb. 164   Abb. 165

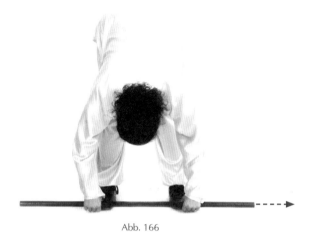

Abb. 166

2. Bewegung: Gehen Sie leicht in die Knie und strecken Sie sie gleich wieder. Beugen Sie die Hüfte und verlagern Sie Ihren Schwerpunkt auf das linke Bein.

Drehen Sie zugleich Ihren Oberkörper und Kopf nach links und heben Sie den Stab mit der rechten Hand in einem Bogen bis zur linken Schulter. Schauen Sie auf das obere Ende des Stabs (Abb. 167 u. 168).

Verlagern Sie Ihren Schwerpunkt nach rechts und gehen Sie leicht in die Knie. Bei der Drehung nach rechts beugen Sie sich vor, krümmen leicht den Rücken und senken den Stab bis vor die Füße. Der Blick folgt dem Stab (Abb. 169).

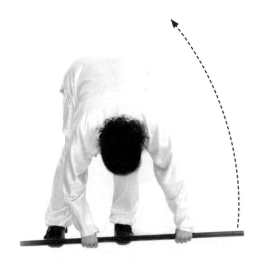

Abb. 167

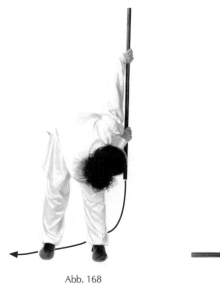

Abb. 168

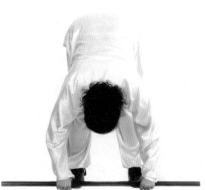

Abb. 169

3. Bewegung: Ihre Beine sind gestreckt. Bleiben Sie tief in der Hüfte und lassen Sie die Arme natürlich nach unten fallen. Heben Sie den Kopf, atmen Sie ein und halten Sie kurz an. Atmen Sie dann aus, den Blick nach vorn (Abb. 170-1 u. 170-2, Seitenansicht).

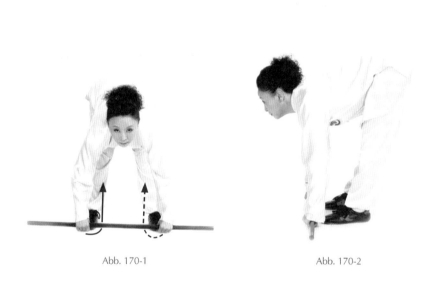

Abb. 170-1   Abb. 170-2

4. Bewegung: Heben Sie den Kopf an und gehen Sie in den Stand zurück. Rollen Sie dabei den Stab vor den Beinen her nach oben und massieren Sie bis zur Brust (Abb. 171). Stellen Sie die Füße parallel zusammen, strecken Sie die Beine und stehen Sie natürlich aufrecht. Massieren Sie mit dem Stab bis hinunter zum Bauch. Dabei sind die Arme natürlich gestreckt und der Blick nach vorn gerichtet (Abb. 172).

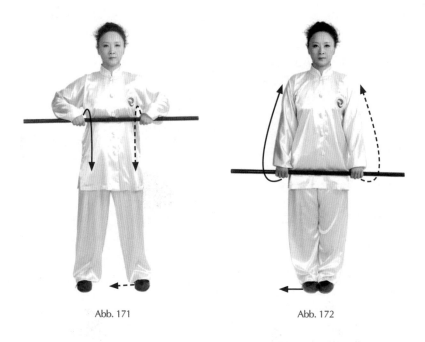

Abb. 171   Abb. 172

Rechtsseitig

Die Bewegungen auf der rechten Seite erfolgen spiegelbildlich zur linken (Abb. 173-181).

Diese Figur sollte links- und rechtsseitig jeweils einmal ausgeführt werden.

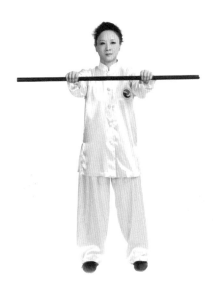

Abb. 173

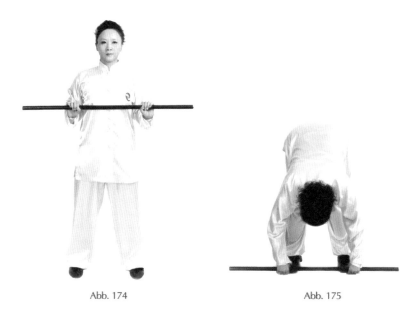

Abb. 174   Abb. 175

103

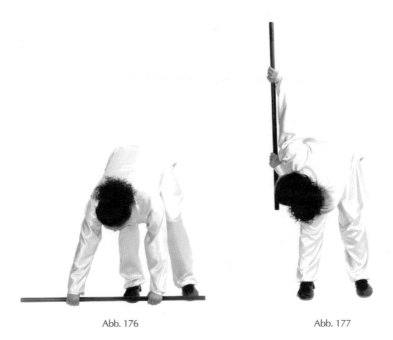

Abb. 176   Abb. 177

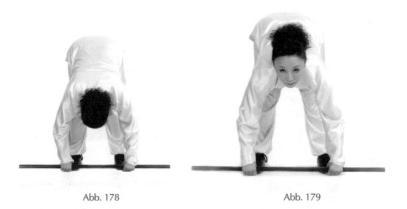

Abb. 178   Abb. 179

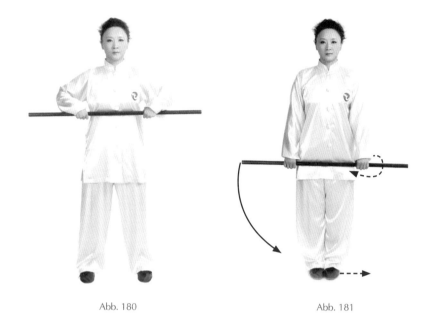

Abb. 180   Abb. 181

Hinweise

1. Wenn Sie den Stab mit den Armen waagerecht nach vorn halten, sollten die Schultern locker und die Achseln gespreizt sein. Bei der Bewegung des Stabs vor die Brust sollte die Bewegung der Hände und Beugung von Handgelenken und Ellbogen in der richtigen Reihenfolge und fließend erfolgen.

2. Wenn Sie den Stab heben, beugen Sie sich mit einer Linksdrehung vor; der Stab wird von der linken Hand geleitet, die rechte folgt. Wenn Sie den Stab senken, beugen Sie sich mit einer Rechtsdrehung vor. Die rechte Hand geht zuerst nach unten, die linke folgt. Dies gilt auch umgekehrt.

105

3. Atmen Sie tief und gleichmäßig, koordiniert mit den Bewegungen. Wählen Sie möglichst Bauchatmung.

4. Anfänger und Personen fortgeschrittenen Alters sollten sich nicht zu tief vorbeugen. Sie sollten kein Engegefühl in Brust und Bauch verspüren. Strecken Sie die Beine natürlich und atmen Sie kontinuierlich.

Nutzen

1. Die beidseitige Drehung von Oberkörper und Kopf, das Heben des Kopfes beim Vorbeugen und das Senken der Hüfte kann wirksam das Ren-Du-Kanalpaar und den Dai-Kanal stimulieren. Diese Bewegungen fördern auch die Durchblutung und die Zirkulation des Qi im ganzen Körper, sind gut für Hüfte und Nieren und halten fit. Einerseits werden Mängel der angeborenen Gesundheit kompensiert, andererseits wird die lebensweltliche Gesundheit verbessert.

2. Die Streckung der Knie, das Vorbeugen des Oberkörpers und das Senken der Hüfte kann wirksam die Muskelgruppe am hinteren Oberschenkel dehnen, die Dehnbarkeit der Beine erhöhen sowie Müdigkeit und Verspannungen der Hüft- und Rückenmuskeln lindern.

8. Figur: Rückkehr des Qi zum Dantian

Techniken

1. Bewegung: Die Bewegung setzt im Anschluss an „Auf Schatzsuche ins Meer tauchen" ein.

Strecken Sie die Finger der linken Hand und halten Sie den Stab mit der Handfläche nach unten. Drehen Sie das Handgelenk nach außen und klemmen Sie den Stab senkrecht zwischen Daumen und Zeige- finger ein. Die Arme hängen natürlich an den Körperseiten.

Machen Sie mit dem linken Fuß einen Schritt zur Seite. Die Füße stehen etwa in Schulterbreite parallel. Stehen Sie natürlich aufrecht und richten Sie Ihren Blick nach vorn (Abb. 182).

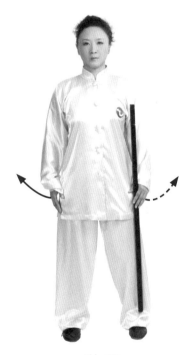

Abb. 182

2. Bewegung: Gehen Sie halb in die Hocke. Führen Sie gleichzeitig die Arme von den Seiten vor den Bauch, so als wollten Sie jemanden umarmen. Die Handflächen nach innen gerichtet. Halten Sie an, wenn die Finger etwa 10 cm auseinander sind. Schauen Sie nach vorn und halten Sie einen Moment an (Abb. 183 u. 184).

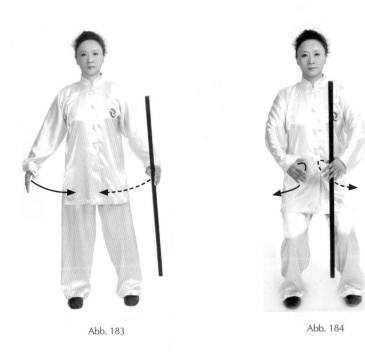

Abb. 183   Abb. 184

3. Bewegung: Strecken Sie die Beine und stehen Sie natürlich aufrecht. Führen Sie die Hände am Dantian zusammen und lassen Sie die Arme dann natürlich herunter hängen. Blicken Sie nach vorn (Abb. 185).

Wiederholen Sie Bewegung 2 und 3 jeweils zweimal.

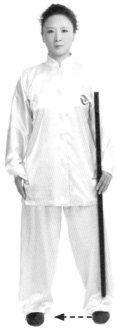

Abb. 185

Hinweise

Wenn Sie die Hände am Dantian zusammenführen, sollte der Abstand der Hände zum Dantian etwa 10 cm erreichen. Erst dann gehen die Arme wieder natürlich auseinander.

Nutzen

Geleitet und gesammelt durch Vorstellungskraft stärkt das Qi Dantian und Lebenskraft.

Endstellung

Techniken

Die Bewegung setzt im Anschluss an „Rückkehr des Qi zum Dantian" ein.

Halten Sie kurz an. Stehen Sie dann mit parallelen Füßen natürlich aufrecht. Schauen Sie nach vorn und halten Sie erneut an (Abb. 186).

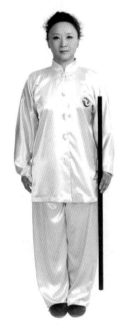

Abb. 186

Hinweise

1. Stehen Sie mit lockerer Hüfte, eingezogenem Gesäß, gespreizten Achseln und lockeren Schultern. Ihr Stand sollte aufrecht und natürlich locker sein. Stellen Sie sich vor, Sie sind eins mit dem Universum.

2. Koordinieren Sie Ihre Bewegungen mit tiefer und gleichmäßiger Bauchatmung. Die Tiefe der Atemzüge hängt von Ihnen selbst ab und sollte natürlich sein.

Nutzen

Wenn Sie aus der Bewegung in die Phase des Stillstands eintreten, können Sie das Dantian und die Lebenskraft stärken. Sie bringen Körper und Seele in ein optimales entspanntes Gleichgewicht und erhöhen Ihre Fitness.

Anhang

Akupunkturpunkte, die im vorliegenden Buch
erwähnt werden

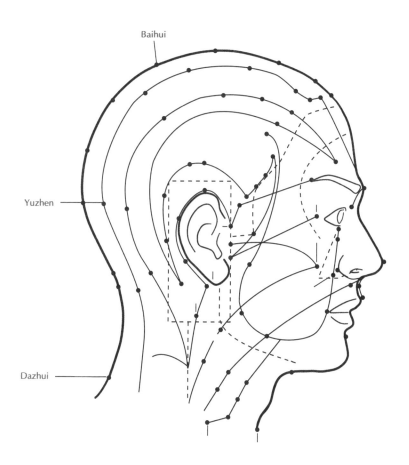

Baihui

Yuzhen

Dazhui

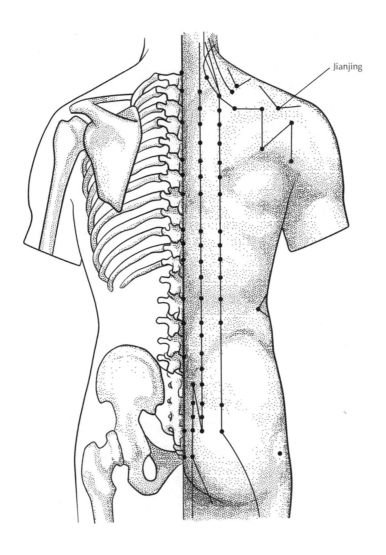

Jianjing

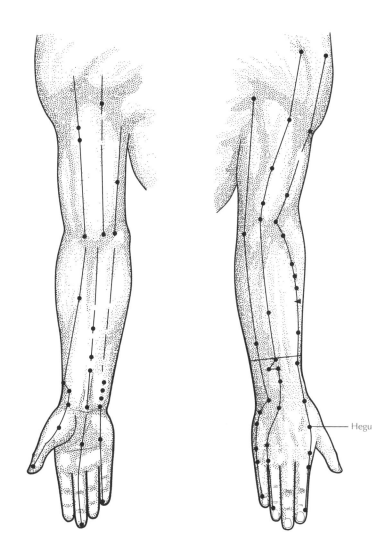

Hegu

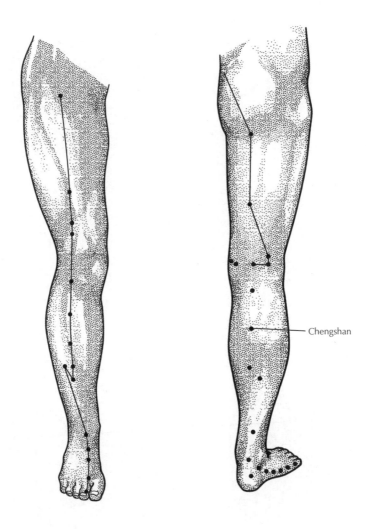

Chengshan

图书在版编目 (CIP) 数据

健身气功. 太极养生杖 : 德文 / 国家体育总局健身
气功管理中心编著. –– 北京 : 外文出版社, 2012
ISBN 978-7-119-07886-1

Ⅰ. ①健··· Ⅱ. ①国··· Ⅲ. ①气功 – 健身运动 – 德文
②太极拳 – 德文③器械术（武术） – 德文 Ⅳ. ①R214

中国版本图书馆CIP数据核字(2012)第168592号

德文翻译：Burkhard Risse
德文定稿：任树银
责任编辑：杨春燕　杨　璐
装帧设计：北京杰瑞腾达科技发展有限公司
印刷监制：张国祥

健身气功——太极养生杖

国家体育总局健身气功管理中心　编

©2012　外文出版社有限责任公司
出 版 人：徐　步
出版发行：
外文出版社有限责任公司（中国北京百万庄大街 24 号　100037）
网　　　址：http://www.flp.com.cn
电　　　话：008610 — 68320579（总编室）
　　　　　　008610 — 68995852（发行部）
　　　　　　008610 — 68327750（版权部）
制　　　版：北京杰瑞腾达科技发展有限公司
印　　　刷：北京雷杰印刷有限公司
开　　　本：787mm×1092mm　1/16　　印　张：7.25
2012 年 7 月第 1 版 第 1 次印刷
（德）
ISBN 978-7-119-07886-1
15200（平）